AF317135

ÉTUDE

DE LA

MÉGALOGLOSSIE

PAR

Constant GAUQUELIN

DOCTEUR EN MÉDECINE DE LA FACULTÉ DE PARIS

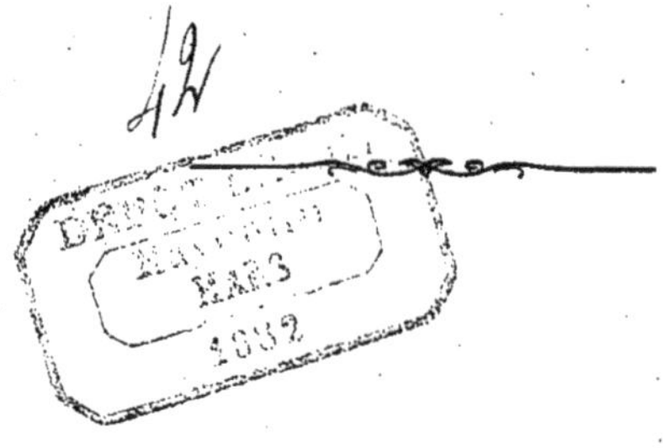

PARIS

ALPHONSE DERENNE

52, Boulevard Saint-Michel, 52

1882

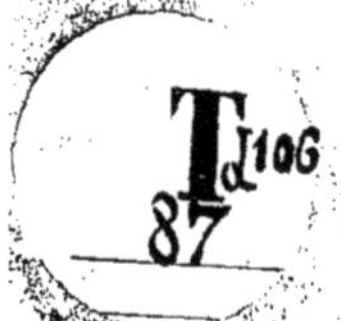

ÉTUDE

DE LA

MÉGALOGLOSSIE

PAR

Constant GAUQUELIN

DOCTEUR EN MÉDECINE DE LA FACULTÉ DE PARIS

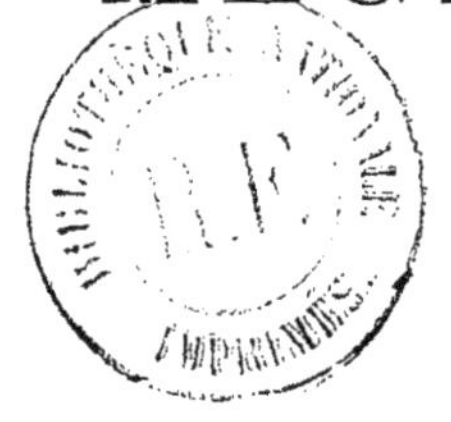

PARIS

ALPHONSE DERENNE

52, Boulevard Saint-Michel, 52

1882

A LA MÉMOIRE DE MON PÈRE

A MA MÈRE

Témoignage de profonde reconnaissance

A MA SŒUR

Mlle ESTELLE GAUQUELIN

A MON FRÈRE

A MES ONCLES

MM. DOMINIQUE ET VITALIEN HUET

A MES AMIS

A M. LE PROFESSEUR PARROT

MON PRÉSIDENT DE THÈSE

A M. LEDENTU

Agrégé de la Faculté de médecine de Paris
Chirurgien de l'hôpital Saint-Louis

ÉTUDE DE LA MÉGALOGLOSSIE

INTRODUCTION.

Au commencement de l'année scolaire, nous avons vu, dans le service de M. le professeur Parrot, un enfant atteint d'une affection aussi rare qu'intéressante. L'étude de cette singulière maladie nous a paru digne de faire le sujet de notre thèse inaugurale.

Un mois après, avant de nous mettre au travail, nous avons demandé préalablement l'avis de notre président de thèse. A cette époque, M. Parrot avait déjà publié, à notre insu, l'histoire de son petit malade, suivie d'une observation inédite, recueillie dans le même service, en 1872. Cette publication magistrale aurait rendu tout travail inutile, si l'anatomie pathologique eût été étudiée. Il n'en était pas ainsi.

Elle méritait cependant d'attirer l'attention ; elle est imparfaitement connue. Jusqu'à ce jour, en effet, peu de travaux importants ont été faits sur cette question et les auteurs ne s'accordent pas, comme nous le verrons plus tard, sur le siège des lésions. Il était donc utile, dans l'intérêt de la science, de profiter de la rare occasion qui se présentait, pour donner un témoignage histologique de plus et tâcher de résoudre le problème, dont on cherche la solution,

depuis longtemps. Ces raisons et l'avis favorable de
M. Parrot nous ont déterminé à prendre, comme sujet de
notre thèse, l'étude de cette maladie.

Nous passerons rapidement sur les parties bien connues,
mais nous nous attacherons, en revanche, à élucider les
questions encore obscures. L'étiologie et l'anatomie pathologique seront particulièrement examinées avec soin.

Nous espérons que nos juges voudront bien nous tenir
compte de l'inexpérience d'un élève et de notre ardent désir
de bien faire.

SYNONYMES

Beaucoup de périphrases et de termes impropres ont été employés pour désigner le sujet de notre étude. Le nom le plus logique nous semble être mégaloglossie (de μ γεαλη, grande en tous sens et γλωσσα langue). Ce mot a une signification assez étendue pour pouvoir s'appliquer à tous les cas, assez restreinte pour désigner cette maladie seule. Il ne préjuge point les lésions anatomiques, variables suivant les cas, remplace avantageusement l'emploi d'une périphrase sans nuire à la clarté et s'adresse aussi bien à l'hypertrophie de la langue avant sa sortie de la bouche qu'après son prolapsus, conséquence nécessaire d'un volume trop considérable. Sa terminaissn empêche de penser à une inflammation.

Les autres noms employés par de nombreux auteurs ne répondent pas à toutes ces conditions ; aussi ne les admettons-nous pas. Nous les mentionnerons seulement sans ajouter de commentaires.

Les auteurs dont les noms suivent, ont appelé cette affection : (1) Gaspard Peucer, langue de veau, (*lingua vitulina* ou *vituli*) ; (2) Maurant, langue monstrueuse (3) ; Lassus, prolongement morbifique de la langue, hors de la bou-

1. *Comment. de præcip. divinat. génér.* Hanovre, 1607.

2. *Journal de médecine* de Vandermonde ; tom. XV, pag. 156 1761.

3. *Mém. de l'inst., sciences mathé. et phys*, an VI. T. I, pag. 1.

che (1) ; Sauvé, prolapsus linguæ (2) ; Poilroux, intumescence de la langue (3) ; Fine, langue de grosseur
démesurée (4) ; Fréteau, intumescence de la langue avec
prolongement hors de la bouche (5) ; un auteur dont nous
n'avons pu retrouver le nom, Glossoptose ; Maisonneuve,
prolongement chronique de la langue (6) ; Sédillot, hypertrophie de la langue (7) ; Isnard, hypertrophie congénitale de la langue (8) ; Gayraud, prolongement hypertrophique de la langue (9) ; Dœveren, dès 1824, Giès
(10) et Variot (11) dans ces dernières années, macroglossie. Ce dernier terme a eu seul quelques chances de survi-
vre ; il a, en effet, à peu près le même sens que le mot
mégaloglossie. Nous préférons, avec M. le professeur Parrot, employer ce dernier nom.

1. Thèse de Paris, 1812 n° 65.
2. *Journal de médecine*, T. XXIX, pag. 388.
3. *Journal de Sédillot* T. XLIX, pag. 224.
4. *Journal de Sédillot*, T. LVII.
5. Thèse de concours, 1848.
6. Compte-rendu, Acad. sciences, T. XXXVIII, pag. 332.
7. *Union médicale*, 1859 pag. 70.
8. Thèse de Montpellier, 1865.
9. De Macroglossie. Lugd. Batav. 1824.
10. Archives génér. de médec., juillet 1874.
11. *Journal d'anatamie et de physiologie* de MM. Robin et Pouchet, 1880.

DÉFINITION

Les ouvrages classiques et les thèses ne renferment aucune définition de la mégaloglossie. Le silence des auteurs est rationnel ; l'étiologie et l'anatomie pathologique n'étaient pas assez connues pour leur permettre de bâtir sur un terrain solide.

Nous serons plus audacieux, peut-être téméraire ; en tous cas, nous essayerons de combler cette lacune, en nous basant sur l'état actuel de nos connaissances.

Pour nous, la mégaloglossie est une affection, le plus souvent congénitale, quelquefois acquise, caractérisée par une augmentation du volume de la langue et le prolapsus consécutif d'une portion de cet organe, dus à l'hypertrophie d'une partie ou de la totalité de ses tissus, avec ou sans ectasie des vaisseaux lymphatiques et sanguins. Cette définition recevra, dans le cours de cette thèse, les preuves dont elle a besoin.

HISTORIQUE

Lassus, Percy et Laurent, Maisonneuve ont attribué la première relation de cette maladie à Galien (1). Est-ce bien de cette affection dont parle cet illustre auteur? nous ne pourrions l'affirmer. Nous lisons, en effet dans les œuvres du médecin de Pergame : « *Sane linguam ita tumefactam cuidam vidimus ut ore hominis contineri non posset.* » Cette description convient aussi bien à une glossite qu'à la mégaloglossie. Comme Galien ne donne aucun détail, nous ne pouvons pas conclure en faveur de l'une plutôt que de l'autre.

La première relation certaine doit être attribuée à Gaspar Peucer, auteur du xvı⁰ siècle. Il dit avoir vu des enfants venir au monde avec la langue hors de la bouche et pendante sur le menton, comme celle d'un veau récemment égorgé. De là, le nom de *lingua vitulina* ou *vituli*.

Zacchias (2) a vu à Rome, en 1628, un enfant nouveau-né, très fort et bien constitué, qui avait la langue hors de la bouche, de la longueur au moins de trois travers de doigt.

Scaliger (3) cite un homme qui avait une langue si

---

1. *Methodus medendi*, lib. 14, cap. 8. — *De differentiis morborum*, cap. 9.

2. *Quœst. medic.* Leg. lib. VII, tit 1, quœst. 9.

3. *Exercitat*, cap. I.

grosse qu'il n'ose en donner les dimensions, de peur d'être soupçonné de mensonge « *ut mendacii suspicio silentium indicat.* »

Marcel Donat (1) avait connu à Mantoue un marchand affecté de cette maladie.

Thomas Bartholin (2) rapporte l'observation, publiée par Jean Valœus, d'une jeune fille qui avait une langue aussi grosse que le bras ; on lui en retrancha une partie avec succès ; il parle aussi d'un enfant né à Brisma, dans la marche de Brandebourg, nommé Frédéric Singer, dont la langue d'abord plus grosse que chez les autres enfants, acquit plus tard le volume d'un cœur de veau de six semaines ; ce qui ne l'empêchait pas de parler assez bien (quoiqu'il eût le son de la voix un peu rauque) et même de casser des noisettes.

Nous parlerons plus tard d'une jeune fille Suédoise, opérée par Hoffman.

Lassus (an VI) réunit, dans un travail remarquable, les matériaux épars jusqu'à cette époque, cite la plupart des faits dont nous avons parlé et quelques observations personnelles, note que le prolongement chronique de la langue peut être congénital ou acquis, rejette toute amputation et préconise de remédier à cette affection en réduisant la langue et la maintenant réduite.

Laurent et Percy (3), publient, en 1818), plusieurs observations inédites et réalisent un grand progrès en indiquant les véritables bases du traitement ; ils recommandent

1. *Hist. Mirab.* lib. VI, cap. III.
2. Cent. XI, *Hist. anatom.* XXII.
3. *Dict. des scien. médic.* tome XXVII, p. 246.

surtout l'amputation employée par Boyer pour enlever l'é-
pithélioma de la langue.

Maisonneuve, en 1848, cite la plupart des observations
publiées jusqu'à cette époque, donne une bonne description de la maladie, essaye d'en faire connaître les causes,
mais parle à peine de l'anatomie pathologique.

Enfin des observations sont dues à Maurant, 1761 ;
Leblanc (1), 1775, Duplan (2), an XII ; Poilroux, 1807 ;
Bierken (3), 1809 ; Sauvé, 1812 ; Fine, 1814 ; Fréteau,
1816 ; Delpech (4), 1831 ; Harris (5), 1831 ; Rey (6),
1835 ; Mussey (7) 1838 ; Ruhbaum (8), 1842 ; Fédé-
rici (9) 1843 ; Sédillot, 1854 ; Weber (de Bonn) (10) et
Virchow, 1855 ; Murray Humphrey (11) et Hodgson, 1858 ;
Isnard, 1859; Blanco (12), 1860 ; Pasturel (13), 1863 ;
Gayraud, 1865 ; Maas (14), 1872 ; Giès, 1874 ; Variot
1880.

1. *Précis d'op. de chirurgie*, Paris 1775.
2. *Thèse de Paris*, n° 201, an XII.
3. *Journal de Boyer*, tome XXVI, page 104.
4. *Gazette des Hôpitaux*, 1831, page 352.
5. *Archives génér. de méd.* tome XXV, 1831, page 263.
6. *Gaz. des Hôpitaux*, 1835, page 214.
7. *Gaz. médic.* 1838, page 394.
8. *Archives génér. de méd.* tome II, page 95.
9. *Archives génér. de méd.* tome V, 1844, page 372.
10. *Gaz. médic. de Paris*, 1855, page 631;
11. *Archives génér. de méd.* 5ᵉ série. tome II, page 96.
12. *Union médic.* 1860, n° 31, page 240.
13. *Montpellier médic.* octobre 1863.
14. *Gaz. hebdomadaire*, 23 août 1872.

ÉTIOLOGIE.

Malgré des travaux nombreux, dus, en partie, à des hommes éminents dans la science, l'étiologie de cette affection reste obscure. Beaucoup d'hypothèses ont été émises, pour répondre à ce desideratum ; nous les mentionnerons, sans nous y arrêter longuement. Les progrès de la science ont fait justice des unes ; d'autres attendront longtemps, sinon toujours, que de nouveaux faits se présentent poür leur porter le secours nécessaire à leur existence dans l'avenir.

Mais avant de les passer en revue, nous devons nous demander si l'hypertrophie précède le prolapsus. Nous le croyons, contrairement aux assertions de Lassus et Gayraud. Nous citerons, à l'appui de notre opinion, un certain nombre de témoignages.

Maurant dit que la langue de son petit malade parut dès l'enfance, plus longue et plus épaisse que chez les enfants du même âge.

Pierre Fine raconte que trois boutons survinrent sur l'extrémité de la langue de sa malade, vers la fin de sa première année. Ils disparurent bientôt, mais la langue devint ensuite plus grosse ; un an après, elle sortait de la bouche.

Nous lisons dans l'observation de Mirault (d'Angers) : « Le nommé Mathieu Riffault, âgé de 33 ans, naquit avec des dispositions qui pouvaient faire présager l'inconvénient, dont il fut incommodé par la suite. Peu après sa naissance, on s'aperçut qu'il avait la langue plus volumineuse que dans l'état ordinaire ; elle s'engagea dans l'ouverture de la bouche qu'elle dépassa bientôt.

Mussey (de New-York) a constaté que Hatih avait en naissant la langue plus grande qu'à l'état normal ; à neuf mois elle pendait hors de la bouche.

Gayraud rapporte que le père de sa malade lui avait affirmé à diverses reprises, que sa fille avait, dès sa naissance, une langue plus volumineuse que ne l'ont d'ordinaire les nouveau-nés ; mais elle ne faisait pas saillie hors de la bouche.

Nous avons été surpris de voir Gayraud, ne tenir, dans sa thèse, aucun compte de ces affirmations et admettre, en se basant sur des idées hypothétiques, que le prolapsus précédait l'hypertrophie.

Nous lisons, dans l'observation de Variot : « Les parents de la malade racontèrent que très peu de temps après la naissance de leur enfant, ils s'étaient aperçus que sa langue était trop grosse et avait de la tendance à sortir de la bouche »..... Et plus loin ; « à l'âge d'un an, la langue était déjà très augmentée de volume ; la bouche entr'ouverte laissait déborder un peu l'organe au dehors ; néanmoins le petit malade pouvait encore la faire rentrer complètement et la contenir dans la cavité buccale, en rapprochant les mâchoires. »

Enfin, M. le professeur Parrot dit, dans les observations qu'il a publiées : « C'est ainsi qu'au début, l'organe bien qu'hypertrophié peut encore rester dans la cavité buccale ; mais l'épaisissement augmentant, la bouche reste entr'ouverte, la langue s'avance peu à peu au dehors. »

Comme la plupart des auteurs n'ont pas parlé de cette question, on ne s'étonnera pas de ne point voir plus de témoignages à l'appui de cette opinion. En revanche, il est impossible de trouver une observation dans laquelle on ait noté que le prolapsus ait précédé l'hypertrophie.

Nous devons conclure que l'augmentation du volume existe avant la procidence de la langue. Nous utiliserons ce fait, lorsque nous parlerons du traitement.

Nous arrivons aux hypothèses.

Les envies, appréhensions, visions ont été considérées pendant longtemps, comme causes de nombreuses malformations. Parmi elles, se trouvaient la mégaloglossie, comme le prouvent les relations suivantes.

Maurant rapporte que la mère de son malade attribuait la monstruosité de son fils à une forte envie qu'elle eut de manger d'une langue de bœuf dont son mari se régalait avec ses amis.

La fille de la Salpêtrière, dont parle Lassus, attribue son affection à ce que sa mère enceinte d'elle, fut un jour vivement frappée en voyant, dans une boucherie, un veau récemment égorgé et dont la langue était pendante.

Gaspard Peucer admet comme causes, chez les enfants atteints de cette affection, les visions et appréhensions de la mère.

Ce ne sont là que des hypothèses, complétement abandonnées par tous les auteurs.

Leblanc a fait intervenir les convulsions, comme cause de mégaloglossie, dans un cas qu'il rapporte. Le voici :
« La fille d'un vannier d'Orléans fut attaquée, à l'âge de

trois ans, de convulsions qui firent sortir la langue hors de la bouche, sans que la malade pût l'y faire rentrer. »

Ne devons-nous pas admettre que cette malade avait déjà une hypertrophie de la langue lorsqu'elle eut des convulsions?

Si nous considérons que chez elle le prolapsus s'est produit au moment où il se montre chez la généralité des enfants, si nous ajoutons que l'augmentation du volume de la langue passe longtemps inaperçue, aux yeux des parents, si nous remarquons enfin que les convulsions, très fréquentes dans le bas-âge, auraient dans ce seul cas, déterminé la procidence permanente d'une langue normale, il nous sera bien permis, je pense, de croire que la langue était hypertrophiée, lorsque les convulsions ont atteint cette jeune fille. Elles n'auront donc pas agi comme cause prédisposante, mais seulement comme cause occasionnelle d'un prolapsus qui devait se produire bientôt.

M. le professeur Parrot n'admet pas, de son côté, que les convulsions puissent déterminer la mégaloglossie. Voici ce qu'il dit à ce sujet : « Il ne faut pas songer non plus à un état congestif, causé par des attaques d'épilepsie, des convulsions répétées ou des quintes de coqueluche. »

« Dans ces cas, la langue congestionnée momentanément augmente de volume et est portée hors de la bouche ; mais cela dure peu. »

Duplan a émis l'hypothèse que la langue devait être comprimée dans la bouche pour ne pas acquérir un volume disproportionné avec la cavité buccale qu'elle occupe. Or, d'après cet auteur, il suffirait de la faiblesse et du relâchement des muscles releveurs de la mâchoire inférieure pour permettre à la langue de s'hypertrophier.

Cette affirmation gratuite ne repose sur aucun fait d'observation.

Dans le mémoire de Sédillot, nous lisons : « D'après les renseignements transmis par les parents et le médecin habituel de la famille, la langue de ma malade avait commencé à s'hypertrophier cinq années auparavant, à la suite de la section du filet, pour faciliter la prononciation. »

« Il serait difficile, ajoute Sédillot, d'attribuer l'hypertrophie à la section du filet, et nous penchons à croire que l'affection était antérieure à l'opération et qu'elle avait été la véritable cause de la gêne de la prononciation, dont les parents s'étaient inquiétés. »

Cette remarque de Sédillot nous semble parfaitement juste.

Maisonneuve admet des causes prédisposantes : « Au premier rang, dit-il, se trouve une disposition native peu connue encore dans son essence, et peut-être variée dans sa nature ; c'est tantôt une élévation et une projection trop grande en avant du larynx, sous l'influence de quelques contractures des fibres postérieures des muscles génio-glosses; d'autres fois une paralysie plus ou moins complète des fibres musculaires qui retiennent la langue dans sa position normale. »

Cet illustre auteur ne donne aucune preuve de ces assertions. Il est impossible, d'autre part, de trouver dans les observations publiées jusqu'à ce jour, le moindre fait qui puisse les appuyer. Nous ne devons donc attacher aucune importance à ces prétendues causes prédisposantes.

M. Bouisson dans le *Dictionnaire encyclopédique des sciences médicales,* dit : « En réalité, les causes de ce vice de conformation sont encore mal déterminées. Il n'est pas rare chez les monstres. Je l'ai noté chez un bon nombre de sujets monstrueux, dont les auteurs ont publié le dessin à l'occasion d'autres anomalies, sans signaler cette particularité. Les encéphales naissent souvent avec la langue pendante. L'excès relatif du volume de la langue nous paraît lié dans ces cas à l'arrêt du développement d'autres parties et représenté une des applications de la loi de Geoffroy Saint-Hilaire sur le balancement des organes. Quoi qu'il en soit, c'est de bonne heure que l'hypertrophie s'accentue pendant la vie intra-utérine. L'influence initiale échappe par cela même à l'observation directe. »

Nous devons rapprocher de cette citation, les paroles prononcées sur l'étiologie, par M. le professeur Parrot, dans l'une de ses cliniques du mois de novembre dernier.

« Comme l'un des enfants (dont nous rapporterons l'histoire plus loin) est idiot par arrêt de l'évolution encéphalique, il est permis d'admettre que l'idiotie de l'autre reconnaît la même cause.

« Voilà donc deux idiots chez lesquels un arrêt dans le développement de l'encéphale coïncide avec une hypertrophie linguale.

« Rapprochons ces faits de ceux qui ont été observés par M. Bouissón où l'anencéphalie s'accompagnait de mégaloglossie avec prolapsus. Rappelons-nous également que chez les crétins, ces êtres dont l'abaissement cérébral est incontestable, la lèvre inférieure est pendante ; la langue est très volumineuse, comme gonflée, gluante, et semble souvent s'échapper d'une bouche démesurément grande, d'où coule une salive visqueuse. Leur mâchoire inférieure grosse et lourde déborde.la supérieure et donne à la physionomie quelque chose de bestial. Leurs dents sont très espacées, mal implantées, cariées ; celles de la première dentition, une fois tombées, sont rarement remplacées.

« De tous ces faits, il semble résulter que chez certains individus, il existe une relation intime entre la glossomégalie et l'abaissement intellectuel par diminution de la masse encéphalique ou par imperfection de sa structure.

« Une même cause a-t-elle amené l'atrophie cérébrale et l'hypertrophie des masses musculaires, la langue comprise ? Ou bien, ce qui paraît plus probable, l'encéphale, primitivement atteint dans sa puissance, a-t-il laissé dans les muscles, l'élément charnu, c'est-à-dire brutal, prédominer au préjudice de l'élément nerveux ; et dans ce cas la langue qui joue dans l'expression de la pensée un rôle si important, n'est-elle pas particulièrement frappée ? Ce n'est pas avec deux faits que nous pouvons résoudre de pareilles questions, mais il est permis de les poser et d'appeler sur elles l'attention des observateurs. »

Ces questions magistralement posées, ne peuvent pas recevoir de réponse, si peu de temps après leur publication ; il faut au moins attendre l'observation de nouveaux faits pour pouvoir les juger. Nous devons faire la même remarque pour cette autre question de M. Parrot : « Le cœur et ses troubles fonctionnels ont-ils joué un rôle dans ces malformations ? Cela peut être aussi, mais ici encore rien ne peut être précisé. » Cette interrogation a été motivée par le bruit de souffle, entendu dans la région cardiaque, chez les deux enfants soignés par M. Parrot et par la constatation, à la nécropsie de l'un d'eux, de lésions valvulaires et aortiques.

C'est à notre président de thèse que revient le mérite d'avoir, le premier de tous les auteurs, attiré l'attention sur les troubles cardiaques.

Jusqu'à présent nous avons rejeté les hypothèses émises par différents auteurs et cité les questions posées par M. le professeur Parrot ; nous allons maintenant nous trouver en présence de faits, dont il nous semble possible de déterminer les causes.

Dans les observations suivantes, la mégaloglossie nous semble acquise et consécutive à une phlegmasie.

Observation de Harris

Au rapport de sa mère, la fille L.... avait joui d'une excellente santé, jusqu'à l'âge de 4 ans ; à cette époque, sans aucune cause connue, elle fut dans la nuit, prise brusquement d'une douleur assez violente pour la réveiller en sursaut. Le lendemain matin, on s'aperçut que la langue était gonflée et qu'elle faisait une légère saillie entre les dents. Cet état était accompagné de chaleur à la peau et de soif très-vive. Le jour suivant, le volume de la langue était encore augmenté et elle faisait alors saillie d'environ trois pouces hors de la bouche. Le gonflement loin de diminuer augmenta progressivement. Pendant les premières semaines, la maladie s'accompagnait de vives douleurs et d'une grande gêne dans la déglutition, mais ces symptômes disparurent peu à peu et la malade resta seulement dans son horrible difformité. »

Observation des frères Percy

« Elisabeth Theis, à l'âge de 3 ans, suivit ses parents au bois, pour y manger des fraises. Les premières qu'elle avala lui causèrent une douleur si forte qu'elle poussa des cris perçants. La mère inquiète examina la partie qui faisait tant souffrir sa fille, et s'aperçut que la langue de cette enfant avait acquis un volume considérable qui depuis alla en augmentant. »

Dans ces deux cas, l'évolution rapide de la maladie et les symptômes concomitants nous permettent de croire au développement primitif d'une inflammation. L'augmentation du volume de la langue aura été assez considérable pour entraîner le prolapsus.

Mais « (1) les phlegmasies et les irritations des différents tissus produisent dans leur trame un afflux sanguin ou séro-fibrineux, qui persiste en partie après la guérison de l'inflammation primitive et qui peut modifier en plus ou en moins, l'action du mouvement nutritif. »

Chez les malades, dont nous venons de rapporter l'histoire, cette hyperémie consécutive avait d'autant plus raison d'être que la portion de langue procidente restait exposée à des nouvelles causes irritantes : l'air froid, les corps étrangers, etc. Il n'est donc pas étonnant que l'hyperémie ait conservé à la langue un volume anormal et entraîné l'exagération de la nutrition moléculaire et l'hypertrophie des tissus.

M. le professeur Parrot admet également que la mégaloglossie puisse être causée par une phlegmasie ou une intoxication. Voici ce qu'il dit à ce sujet : « la glossomégalie

1. Bouchut. — *Pathologie générale*, page 626.

reconnaît des causes diverses : la glossite profonde parenchymateuse, certaines intoxications, comme celles par le mercure, la piqûre d'insectes venimeux. »

Nous n'avons trouvé qu'une seule observation, dans laquelle l'action du mercure soit considérée comme cause de mégaloglossie. Elle est due à Scultet (1). Cet auteur « a guéri, dans l'espace de quelques jours, un homme, qui, à la suite de l'usage inconsidéré du mercure, pris en friction, eut pendant quatre mois, la langue très volumineuse et pendante hors de la bouche, de la longueur de quatre travers de doigt. » En parlant du traitement, nous indiquerons la médication employée par Scultet.

Est-ce bien là un cas de mégaloglossie ? Nous ne le pensons pas. Cette affection, en effet, s'est développée en quatre mois, et a disparu assez facilement sous l'influence d'un traitement peu énergique. Or, dans la mégaloglossie, l'affection marche lentement et le prolapsus n'apparaît que deux ou trois ans après le début de la maladie. De plus, la guérison ne peut, en général, être obtenue qu'au prix d'efforts considérables.

En dehors de toutes les causes admissibles ou non, dont nous avons parlé jusqu'ici, il en est d'autres qui ont été fort bien indiquées par Maisonneuve. Après avoir cité les causes prédisposantes que nous avons publiées plus haut, il ajoute : « Le second ordre de causes, qui comprend celles qui tendent à maintenir la langue au dehors et à provoquer son développement ultérieur sont toutes les circonstances qui peuvent produire une irritation de l'organe. Au

1. *Mémoire de Lassus.* — *Mémoire de l'Institut national*, tome. I.

premier rang, se trouve la pression continue exercée par les dents ou les gencives sur la partie qui leur correspond. Il en résulte d'abord une sorte d'étranglement qui donne lieu à un gonflement mécanique, puis une irritation vive dans le point comprimé, des ulcérations dans lesquelles parfois les dents se logent en partie. D'une autre part le contact continuel de l'air, la présence des croûtes formées par le mucus desséché, le frôlement des vêtements ou des appareils destinés à masquer la difformité, sont autant de causes incessantes d'irritation qui hâtent les progrès du mal ; aussi voit-on la maladie prendre sous cette influence un accroissement plus rapide. »

Les anciens disaient avec raison : *ubi irritatio, ibi fluxus*. Mais l'apport d'une plus grande quantité de sang entraîne une nutrition plus active ; les éléments anatomiques plus nourris, augmentent en volume, en nombre ; de là, dans le cas qui nous occupe, l'augmentation progressive du volume de la langue.

Telles sont les hypothèses émises et les causes indiquées par les différents auteurs qui ont étudié la mégaloglossie.

En somme, nous devons avouer que, dans la plupart des cas, les causes sont inconnues. L'étiologie de cette affection reste donc presque complètement à élucider.

Avant de terminer ce chapitre, nous devons noter que la mégaloglossie atteint beaucoup plus souvent les filles que les garçons. Dans les deux tiers des observations que nous avons lues, les malades appartenaient au sexe féminin. Pourquoi cette disproportion entre les deux sexes? Nous ne nous chargeons pas de répondre à cette question.

SYMPTOMATOLOGIE

Nous avons vu précédemment que la mégaloglossie est le plus souvent congénitale. Quelquefois le prolapsus existe au moment de la naissance ; plus fréquemment la langue hypertrophiée est contenue dans la bouche. Son augmentation de volume passe souvent alors inaperçue ; l'attention du reste n'est pas attirée de ce côté. L'enfant tète bien et ne présente, à un examen superficiel, aucune anomalie. C'est à peine si l'on remarque parfois une certaine tendance des enfants à laisser la bouche entr'ouverte et à porter la langue entre les lèvres. Comme cette habitude existe chez bon nombre d'entre eux, sans entraîner ultérieurement de conséquences fâcheuses, on n'y attache aucune importance.

Nous devons noter cependant que la succion est quelquefois gênée. Le malade de Zacchias ne pouvait téter qu'une nourrice, dont le mamelon fût gros et long. Celui de Maurant ne pouvait pas remplir cette fonction. Ce chirurgien en attribuait la cause à la présence d'une tumeur spongieuse qui faisait adhérer la langue aux gencives.

Lorsque la succion devient impossible, comme dans ce dernier cas, les enfants conservent néanmoins une bonne santé générale, s'ils sont soumis à l'allaitement artificiel, suivant les règles que nous indiquerons plus tard.

La maladie progresse lentement, jusque vers l'âge de deux ou trois ans. A cette époque, sauf de rares exceptions, la langue commence à faire saillie entre les lèvres. Elle peut encore être ramenée dans la bouche, mais peu à peu cette faculté disparaît. A partir de ce moment, la bouche reste entr'ouverte, l'hypertrophie augmente rapidement, les conséquences du prolapsus apparaissent, la difformité se montre dans toute sa laideur.

Le volume de la langue toujours considérable peut atteindre des dimensions presque incroyables. Dans les cas de Rey et de Pasturel elle avait cinq fois son volume normal ; danc celui de Delpech au moins dix fois. Scaliger, nous l'avons dit, avait vu une langue si grosse qu'il n'ose en donner les dimensions, de peur d'être soupçonné de mensonge.

A mesure qu'elle sort de la bouche, la partie antérieure de la langue se recourbe en bas, s'étale au devant du menton et le recouvre plus ou moins, suivant le degré de l'hypertrophie.

La forme de la langue est habituellement conservée, mais dans quelques cas, l'augmentation de volume porte principalement sur l'un des diamètres. Pasturel a noté que la langue de la malade avait conservé sa forme dans sa partie antérieure ; dans sa portion postérieure, au contraire, elle était arrondie et augmentée surtout dans son diamètre vertical. Chez le malade de Giès, l'hypertrophie portait principalement sur l'épaisseur de la portion procidente.

La consistance de la langue est généralement normale ; cependant dans le cas de Delpech elle était considérablement diminuée et donnait, au palper, la sensation d'une éponge imbibée d'eau. Dans celui de Giès, la portion expo-

sée à l'air présentait, suivant l'expression de l'auteur,
« une consistance très dure, de nature cartilagineuse. »

La surface de la langue se recouvre d'une couche noirâtre, due à de la salive et du mucus desséchés. Elle devient rugueuse, granuleuse, au lieu de rester lisse, comme
à l'état normal. Cet aspect est dû à l'hypertrophie des papilles dont le volume peut être décuplé.

Les veines ranines sont généralement dilatées et les artères linguales subissent parfois une augmentation de calibre
appréciable à la vue. C'est du moins ce qui existait chez
le malade de Pasturel. Cet auteur a vu les battements arté-
riels soulever les bords de la langue.

Lorsqu'il existe des dents à la mâchoire inférieure, leur
pression continue sur la partie correspondante de la langue
creuse un sillon circulaire et cause souvent des ulcérations
superficielles. Il en découle une sanie infecte qui pourrait
donner lieu à de graves erreurs de diagnostic, chez les personnes âgées. Sur la face supérieure, il est rare de trouver
des lésions semblables provoquées par des causes identiques ;
il existe généralement un espace plus ou moins grand entre les dents et la face supérieure de la langue.

Rey a noté chez sa malade, outre le sillon circulaire, un
sillon antéro-postérieur large et superficiel, divisant la
langue dans toute sa longueur et indiquant assez bien ses
deux moitiés symétriques. Le frein entraîné par le poids
de cet organe s'était engagé dans l'intervalle des deux incisives moyennes de la mâchoire inférieure ; un espace de
plus de trois lignes les séparait l'une de l'autre. Comme il
existait un écartement semblable entre les autres dents,
nous n'attribuons pas cette disjonction à l'action du frein.

L'hypertrophie linguale accompagnée ou non de prolapsus est généralement indolente. Des malades accusent seulement une tension anormale à la base de la langue et une gêne désagréable. Les efforts de motilité occasionnent parfois quelques douleurs vagues, peu intenses.

Gayraud a noté, chez sa malade, que la sensibilité tactile était conservée, mais un peu obtuse. La sensibilité gustative avait disparu dans les parties exposées au contact de l'air.

Les parties soumises à la pression du prolapsus, le maxillaire, les dents et la lèvre inférieurs, subissent son influence et sont plus ou moins éprouvés.

Lorsque la procidence est congénitale, la partie antérieure du maxillaire inférieur s'atrophie ; sa hauteur et son épaisseur diminuent. Il se produit en même temps, un mouvement de torsion, qui commence au niveau des premières molaires. La face antérieure du maxillaire devient inférieure, sa face postérieure, supérieure ; son bord supérieure est porté en avant ; en un mot, toute la partie antérieure tend à devenir horizontale. Si on rapproche les deux mâchoires, après l'ablation de la partie procidente, il existe, par suite de cette torsion, un intervalle plus ou moins grand, entre les arcades dentaires antérieures. Tous ces phénomènes ne se produisent pas, chez chaque malade ; on constate parfois le renversement du bord alvéolaire seul.

Les dents antérieures, incisives et canines, sont souvent retardées dans leur évolution ou ne se développent même pas, comme nous le verrons chez les malades de M. Parrot. Lorsqu'elles existent, elles sont déviées dans leur direction ; de verticales elles deviennent horizontales.

Les grosses molaires se développent presque toujours normalement ; leurs tubercules sont parfois plus saillants. Chez la malade de Delpech, les tubercules externes venaient battre sous le milieu de la table des molaires supérieures et formaient une cale qui tenait les mâchoires écartées. Chez celle de Harris, les grosses molaires, plus longues qu'à l'état normal, empêchaient le rapprochement des mâchoires.

A mesure que les dents se dévient, elles deviennent le siège d'altérations diverses, se carient, se déchaussent, sont vacillantes et tombent ou s'usent rapidement.

Souvent, elles s'incrustent d'une couche de tartre parfois très épaisse. Ce dépôt forme, dans certains cas, une arcade lisse et arrondie, très solide. On lit dans l'observation de Sédillot : « toutes les dents inférieures, depuis les grosses molaires, sont cachées et réunies par une épaisse couche de tartre, et forment une arcade parfaitement lisse et arrondie, sur laquelle glisse la langue sans excoriation ni douleur. » « Les dents antérieures » dit Gayraud, dans son observation, « inclinées en avant, sont recouvertes d'une couche épaisse de tartre, formant un revêtement solide comme une pierre, sur lequel la forme de la face inférieure de la langue semble moulée. »

Lorsque le prolapsus se montre après la première dentition, l'atrophie et la déviation du maxillaire et des dents manquent ou sont très peu prononcées. Au lieu de former une gouttière inclinée en avant et en bas, les dents se renversent et s'écartent un peu, mais pas assez pour éviter le contact de la langue ; aussi usées par son frottement continuel, sont-elles progressivement réduites à des chicots qui finissent par tomber.

Les dents supérieures restent à peu près dans leur état normal.

La lèvre inférieure acquiert généralement un volume considérable, se trouve déjetée en dehors et creusée en gouttière. Elle est souvent œdématiée. Pendant l'hiver son bord libre se couvre de gerçures. Sa face interne est fréquemment le siège d'ulcérations causées par les dents déviées de leur direction, ou par le tartre déposé à leur surface.

L'os hyoïde et le larynx sont entraînés en haut et en avant pas le poids de la langue ; les amygdales et les piliers du voile du palais prennent une direction oblique et gênent la déglutition.

La préhension des aliments ne se fait plus, suivant le même mécanisme. Les aliments liquides sont déposés à la surface de la langue à l'aide d'un biberon ou d'une cuillère peu large. Les aliments solides sont poussés, à l'aide des doigts, sous les grosses molaires. La langue contribue peu, grâce à la difficulté de ses mouvements, à les ramener entre les arcades dentaires, et les doigts sont souvent obligés de l'aider dans son action.

Aussi la mastication des aliments solides est souvent imparfaite et oblige les malades à préférer l'alimentation liquide. Bon nombre d'entre eux trouvent néanmoins la possibilité de se nourrir aussi bien de pain et de viande que de liquide.

Malgré ces inconvénients l'appétit reste bon, la digestion facile et les évacuations alvines régulières. Ce n'est donc pas à ces causes seules, qu'il faut attribuer l'émaciation.

Une autre cause nous semble jouer le principal rôle : c'est la déperdition de la salive. La quantité ,perdue, chaque jour, est considérable. Pour nous en rendre compte, il suffit de citer les expressions dont se sont servis quelques auteurs.

Rey a écrit que « la salive inondait les vêtements de Marie Orseillet. »

Mussey, en parlant de son malade, dit : « Dans l'hiver lorsqu'il patine avec les autres enfants, on lui voit des filons de glace descendre de la langue sur la poitrine. »

Maurant s'exprime ainsi : « Il en découle continuellement (de la bouche de son malade) une salive gluante et si abondante qu'elle pourrit bientôt tous les linges et toiles cirées qu'on met pour la recevoir. »

Il est inutile de rappeler ici l'action de la salive sur les féculents et les conséquences nécessaires d'une alimentation insuffisamment imprégnée de salive ; elles sont trop connues.

Si nous ajoutons à ces pertes incessantes de salive l'état moral des malades, nous aurons les principales causes de leur émaciation. Ils sont continuellement tristes, n'osent pas se présenter en société, pour éviter les réflexions dont leur difformité serait le sujet, se retirent seuls dans des endroits obscurs et ne se livrent à peu près à aucun exercice musculaire. La nutrition générale doit nécessairement subir les conséquences fatales de cette funeste situation.

La déglutition est toujours possible, souvent facile, quelquefois gênée. La surélévation de l'os hyoïde et du larynx et l'obliquité des piliers du voile du palais causent probablement cette difficulté.

Le pharynx et la langue sont toujours desséchés, grâce à l'écoulement constant de la salive au dehors et au courant d'air continuel qui passe à leur surface. Aussi la soif est-elle vive.

La respiration n'est pas troublée généralement. Elle ne pourrait l'être que dans le cas où les voies nasales seraient plus ou moins obstruées par une affection concomitante. Gayraud a cependant noté, chez sa malade, que la compression de la langue et son maintien forcé dans la cavité buccale avaient déterminé un commencement d'asphyxie.

La phonation subit toujours des modifications plus ou moins importantes. Certains enfants parlent assez distinctement, pour se faire comprendre des personnes, habituées à leur langage, d'autres balbutient d'une manière presque inintelligible ; d'autres enfin éprouvent peu d'embarras dans la parole.

Nous citerons des exemples de ces divers troubles dans la phonation.

« Lorsqu'on fait parler cet enfant », dit Variot, « on remarque qu'il articule encore suffisamment les mots, pour se faire comprendre des personnes habituées à son langage. »

Chez la malade de Gayraud « l'articulation des sons est conservée d'une manière suffisamment intelligible, mais la voix est rauque et nasonnée. »

Fédérici a noté que son malade ne pouvait émettre que des sons monotones et étouffés ; « encore était-il forcé pour arriver à ce résultat de contracter spasmodiquement tous les muscles de la face et principalement ceux des joues. »

« La voix » de Cabanis Marie, dont l'histoire est due à Pasturel, « n'est pas notablement modifiée ; la malade peut aisément chanter, mais elle prononce difficilement certaines consonnes, surtout celles qui exigent un jeu régulier des lèvres et de l'extrémité de la langue. » Cette observation est d'autant plus remarquable que la langue de cette enfant avait acquis au moins cinq fois son volume normal.

En général, les malades arrivent à se faire comprendre, mais prononçent mal certaines consonnes, lorsqu'il n'y a pas absence d'intelligence, comme chez les deux malades de M. le professeur Parrot.

Dans ces deux cas seulement et chez les malades auxquels M. Bouisson fait allusion, il est possible de trouver l'imbécilité ou l'idiotie. Tous les autres enfants dont nous avons lu les observations avaient une intelligence en rapport avec leur âge. Chez l'un d'eux elle a même semblé plus développée qu'elle ne l'est normalement. « Elle a » dit Pasturel, en parlant de sa malade, « un développement intellectuel plus considérable qu'on ne l'observe en général à cet âge et dans la condition où elle est née.

La menstruation subit naturellement l'influence d'une nutrition insuffisante. La malade de Rey n'était pas encore réglée à 14 ans, celle de Gayraud à 16.

Enfin, nous verrons dans la leçon publiée par M. Parrot, que les différentes parties du corps de l'un de ses malades n'étaient pas en rapport, comme volume, avec celles d'un enfant normalement constitué.

Nous publions ici cette leçon, presque *in extenso ;* nous en retranchons seulement les parties que nous avons citées, en parlant de l'étiologie.

CLINIQUE MÉDICALE

HÔPITAL DES ENFANTS-ASSISTÉS.

Glossomégalie et idiotie.

Leçon de M. le professeur Parrot (1), recueillie par M. Varèle et revue par
le professeur.

MESSIEURS,

Bien que les cas vulgaires et d'une pratique journalière soient généralement plus intéressants pour le médecin praticien que les faits
que l'on rencontre rarement, cependant il en est parmi ces derniers
qui méritent d'être tout particulièrement signalés quand ils se présentent à notre observation. C'est de l'un de ces cas que je veux aujour-
d'hui vous entretenir. Je n'en ai, jusqu'à ce jour, observé qu'un autre exemple, il y a neuf ans, dans ce même hôpital. Cette première
observation est encore inédite, je vous le ferai connaître dans quelques instants.

Le fait actuel, dont vous avez le sujet sous les yeux, est celui d'un
garçon de deux ans, atteint de prolapsus lingual avec glossomégalie.
La langue volumineuse, pend constamment hors de la bouche, démesurément. Elle est développée dans toutes ses dimensions, étant
beaucoup plus longue, plus large et plus épaisse qu'une langue normale ; sa teinte est d'un violet très-prononcé, et sa face supérieure est
couverte d'un enduit épais et blanchâtre. Les veines voisines du frein
sont très développées.

Avant d'avoir pris les dimensions de l'organe, on se demande tout
d'abord s'il est réellement plus volumineux qu'à l'état normal, ou s'il
ne paraît l'être que parce que la cavité buccale est plus petite que
chez les sujets de cet âge. Or, l'examen de cette cavité montre que
celle-ci est un peu plus grande peut-être qu'à l'état normal chez un

1. *Gaz. médic.* 10 et 17 décembre 1881.

enfant de deux ans. Nous sommes donc bien en présence d'une glosso-mégalie véritable, et j'espère vous montrer qu'il ne s'agit pas là seulement d'une simple curiosité clinique.

A l'état physiologique, la langue présente d'assez grandes différences, selon les sujets. Chez les uns, elle est mince, effilée, rouge et très alerte ; chez d'autres, au contraire, elle est épaisse large, lourde, violacée, et il semble qu'elle manque d'égalité, d'où quelque embarras dans la prononciation. Entre ces deux limites extrêmes, il existe de nombreuses variétés . . . .

. . . . . Nous restons en face d'un prolapsus lingual congénital, d'une malformation qui, ayant débuté pendant la vie intra-utérine, se sont accrus et aggravés depuis la naissance jusqu'à ce jour.

Cette difformité a reçu différentes dénominations ; on l'a désignée tour à tour par les noms de glossoptose, de mégaloglossie, de lin-guavitulina (langue de veau) ; enfin, de glossomégalie.

Elle s'accompagne ordinairement de quelques particularités indispensables à connaître ; c'est ainsi qu'au début, l'organe, bien qu'hyper-trophié, peut encore rester contenu dans la cavité buccale, mais l'épaississement augmentant, la bouche reste entr'ouverte, la langue s'avance peu à peu au dehors, elle se recouvre bientôt d'un enduit blanchâtre, de sillons creusés par les dents et qui se transforment plus tard en véritables ulcérations. Chez l'enfant que vous voyez ici, les choses n'en sont pas encore arrivées à ce point, et l'on ne constate jusqu'à présent la présence d'aucune ulcération.

Du côté du maxillaire, il se produit une sorte d'atrophie, ainsi qu'un renversement plus ou moins prononcé ; les dents s'écartent peu à peu et sont projetées en avant, puis au bout d'un certain temps elles se déchaussent et se carient.

La salive n'étant plus maintenue dans la cavité buccale déformée, s'écoule au dehors. La lèvre inférieure devient ordinairement volumineuse, pendante, et présente aussi, à un moment donné, quelques ulcérations.

Mais, là ne se bornent pas encore les altérations résultant de l'augmentation de volume et du prolapsus de la langue. Son poids et sa

chute au dehors attirent en avant le larynx et le voile du palais, et
relèvent l'os hyoïde. Il en résulte certains troubles fonctionnels. La
succion et la mastication deviennent difficiles, la déglutition malaisée,
la phonation gênée. La nutrition est entravée par une alimentation
défectueuse et incomplète et l'enfant peut succomber ainsi à une série
de troubles digestifs.

Chez le sujet qui nous occupe plus particulièrement ici, l'on
n'observe encore qu'une partie de cette symptomatologie.

Pour ce qui est de l'anatomie pathologique, je ne m'y étendrai pas
beaucoup ; je dirai seulement que, suivant MM. Virchow et Billroth,
la glossomégalie est une ectasie des vaisseaux lymphatiques, tandis
que pour la plupart des autres observateurs elle consiste en une hypertrophie de l'élément musculaire. Quoi qu'il en soit, le pronostic de cette
affection est toujours fort grave.

Qu'est donc cette malformation, d'où vient-elle ?

Dans l'article langue, du *Dictionnaire encyclopédique des sciences
médicales*, M. Bouisson dit avoir observé plusieurs fois des cas où la
glossomégalie coïncidait avec des arrêts de développement d'autres
parties du corps ; il cite notamment des anencéphales qui étaient nés
avec un prolapsus lingual plus ou moins accusé.

En nous plaçant à ce point de vue, examinons notre petit sujet.
Ce qui frappe chez lui, après l'aspect de sa bouche et de sa langue,
c'est un défaut de proportion entre les différentes parties du corps.
Ainsi le torse est d'une longueur exagérée relativement à celle des
membres, le ventre est énorme et le thorax d'une hauteur et d'une
épaisseur également au-dessus de la normale.

Par contre, les membres sont très-courts et trapus ; les jambes
paraissent concaves en dedans, à cause de l'énorme saillie que les
muscles font en arrière et en dehors. Les fesses et les cuisses sont également très développées et cela musculairement et non parce qu'il y a
un surcroît de tissu adipeux. Les pieds sont très gros, surtout épais
et violacés. Les mains présentent les mêmes particularités.

Comme on le voit d'une part, les différentes parties du corps de cet enfant différent de celles d'un sujet du même âge et, d'autre part, elles n'affectent pas entre elles les relations normales.

Pour qu'il ne puisse subsister aucun doute à cet égard, j'ai relevé et mis en regard des dimensions que m'a fournies celles d'un autre enfant, âgé comme lui de deux ans.

	Enfant atteint de glossomégalie.	Enfant régulièrement conformé.
Taille	65	72
Longueur du tronc, du grand trochanter á l'épine de l'omoplate.	24	23
Longueur du membre supérieur .	25	28
Tour du bras	14	13
Tour de [l'avant-bras à la partie moyenne . . . . , . . .	13	12
Longueur du membre inférieur, du grand trochanter au talon . . .	24	23
Tour de cuisse	22	22
Tour de la jambe	16	15,5

Ce tableau nous montre en résumé une taille moins élevée de 7 centimètres que celle du sujet qui nous sert de terme de comparaison, tandis que le tronc est au contraire plus long d'un centimètre. Les membres sont à la fois plus courts et plus épais, plus trapus. Il y a donc là une série d'anomalies consistant en un désordre complet dans les proportions des diverses parties du corps et surtout en un développement excessif, insolite, du système musculaire.

Mais ce n'est pas tout, l'enfant n'a pas encore de dents, bien qu'il ait deux ans, et que d'ordinaire, à cet âge, il doive avoir déjà dix ou douze dents. Notez aussi qu'en dépit du volume des muscles, la marche est impossible. Ajoutez à cela que la physionomie est celle d'un idiot, que le menton est déjeté en arrière et la partie inférieure de la face prédomine notablement sur la région frontale. De plus, l'on n'a pu constater jusqu'ici aucune manifestation intellectuelle proprement dite.

Enfin, je vous signalerai : 1° Un bruit de souffle qui, par son maximum à la pointe et à gauche, doit être attribué à une lésion organique ; 2° l'ouverture persistante de la fontanelle ; 3° l'existence d'une hernie ombilicale en forme de doigt de gant.

Cette intéressante observation de glossomégalie n'est pas un fait isolé. Je vais vous en faire connaître une autre qui semble calquée sur elle, et que j'ai recueillie ici, il y a déjà neuf ans.

La voici telle que je la retrouve dans mes notes.

Joséphine Vallin, née le 8 novembre 1867, est admise à l'infirmerie de l'hospice des Enfants-Assistés, le 13 avril 1872, c'est-à-dire à l'âge de quatre ans et demi.

La physionomie a un caractère très-prononcé de bestialité, avec un prognathisme notable. Il y a une prédominance très-marquée de la face sur le crâne. Le nez est épaté et comme écrasé à sa racine. La langue, très volumineuse et d'une épaisseur exagérée, est constamment saillante hors de la bouche. Toutes les dents temporaires sont apparentes, à l'exception des canines inférieures.

Le thorax est très développé à sa base où il présente 54 centimètres de tour, tandis qu'au niveau des seins, il n'en mesure que 49. L'abdomen est volumineux ; on y voit une hernie ombilicale cylindrique et allongée, qui sert de jouet à l'enfant. L'embonpoint est général. Les pieds et les mains ont une épaisseur et un volume démesurés ; ils sont violacés.

L'enfant ne se maintient sur ses membres inférieurs que si on la soutient et fait des mouvements comme pour marcher, mais elle ne marche pas.

Les fonctions du tube digestif sont normales. Les aliments consistent surtout en matières liquides.

A la région du cœur, un peu en dedans du mamelon, il existe un souffle prolongé, qui masque le premier bruit normal et retentit dans une assez grande étendue. Le nombre des pulsations est de 84. La température rectale est de 36°,6. La taille de 74 centimètres. La fontanelle n'est pas encore comblée.

Le 7 mai. — L'enfant est atteinte de coqueluche, on voit des aphtes sur la lèvre inférieure, des ulcérations sur la face supérieure de la langue. Le ventre est ballonné. — Le bruit cardiaque persiste. Température rectale 37°,3.

10 mai. — Les ulcérations font des progrès. Les quintes de coqueluche sont très violentes et déterminent une cyanose intense.

La mort a lieu le 15.

L'autopsie est faite le 16 à 10 heures du matin.

Le poids de l'enfant est de 7,911 grammes. A l'ouverture du péricarde, il s'écoule un peu de sérosité.

L'encéphale pèse. . . . .   755 gr.
Le cerveau   662
Le cervelet   80
La protubérance et le bulbe.   13

D'après un assez grand nombre d'observations, j'ai constaté que la moyenne de l'encéphale chez les enfants de quatre à cinq ans était de 1190 grammes, c'est-à-dire supérieur de 405 grammes à celui de notre malade. Les deux hémisphères paraissent symétriques.

Les circonvolutions cérébrales ne diffèrent de celles des enfants du même âge qu'en ce qu'elles sont notablement plus minces. Les ventricules latéraux semblent avoir leurs dimensions normales. Des coupes pratiquées sur l'hémisphère droit n'y montrent rien de particulier.

A l'œil nu, la moelle ne paraît pas altérée.

En un point très circonscrit de chaque poumon, on constate une induration œdémateuse du parenchyme.

Le cœur pèse 55 grammes. Il est remarquable par sa forme conique et la prédominance du ventricule gauche sur le droit. Les valvules sigmoïdes de l'aorte, épaissies et rigides, rétrécissent l'orifice du vaisseau, dont la surface interne présente en ce point des plaques athéromateuses. Les sigmoïdes de la pulmonaire sont également épaissies, mais n'ont rien perdu de leur souplesse.

La langue pèse 46 grammes.

Il y a de la stéatose hépatique périlobulaire.

Les reins sont sains.

Les muscles des membres ont une apparence normale.

Comme vous avez pu le voir par la lecture que je viens de vous faire de cette observation, il est difficile d'imaginer une ressemblance

lus grande entre deux sujets que celle qui rapproche Vallin de l'en-
ant que vous avez sous les yeux. Depuis la face stupide, avec sa lan-
ue pendante et la hernie ombilicale, jusqu'au volume exagéré des
xtrémités et à l'affection organique du cœur, tout y semble identique.
'ne aussi grande analogie clinique m'autorise suffisamment à conclure
une analogie anatomique non moins accentuée, je veux dire à des
ésions ayant le même siège, la même nature et la même importance.

Chez la généralité des malades, atteints de mégaloglossie, la langue, au moment de la naissance, est hypertrophiée, mais reste contenue dans la cavité buccale. Elle acquiert lentement, progressivement, un volume assez considérable pour être obligée de faire saillie entre les lèvres, vers l'âge de deux ou trois ans.

Lorsque le prolapsus existe ; la langue augmente relativement plus vite, et reçoit parfois de quelque cause occasionnelle, une impulsion rapide. Le froid, les traumatismes, les morsures de la langue, les ulcérations produites par les dents ou le tartre déterminent généralement cette recrudescence.

Chez le malade de Variot, la marche a été assez singulière pour mériter d'être signalée. Vers l'âge de deux ans, dit cet auteur, « la langue tout entière, aussi bien la portion procidente que la potion non procidente, commença à se tuméfier par poussées, à des intervalles plus ou moins rapprochés. Elle devenait alors très rouge, livide, luisante, comme du foie de bœuf, suivant l'expression des parents. Les joues, tout le plancher de la bouche, participaient plus ou moins au gonflement ; cette tuméfaction ne se prolongeait guère au delà de quelques jours et diminuait graduellement.

Delpech a noté l'intermittente régularité d'un travail inflammatoire, revenant tous les mois, chez une femme bien réglée. Cet état persistait depuis cinq ans, époque du début de la maladie, en dépit des traitements les plus rationnels et les plus énergiques.

En général, la maladie acquiert son complet développement, en quelques années. Elle reste ensuite à peu près stationnaire, pendant un temps qui n'a de limites que les limites de la vie du sujet ou celles de l'intervention chirurgicale.

Dans les cas, où nous avons admis comme cause primordiale, l'inflammation de la langue, la marche a été très rapide, et a ressemblé à celle de toutes les phlegmasies. Mais une fois sortie de la bouche, au lieu de revenir à son état normal, la langue a subi des modifications qui ont fait disparaître la douleur et maintenu son prolapsus.

Enfin, dans le cas de Scultet, l'évolution de la maladie a eu une marche spéciale que la lecture de l'observation a permis de juger.

DIAGNOSTIC

Il est facile de pouvoir reconnaître la mégaloglosie ; son origine presque toujours congénitale, sa marche, les lésions concomitantes permettent de la distinguer, en général aisément, de toute autre affection. Nous indiquons, néanmoins, les signes caractéristiques qui la séparent des glossites aiguës et chroniques et de quelques gonflements symptomatiques.

La glossite aiguë a une marche très rapide ; en deux ou trois jours, sinon en trente ou quarante heures, elle arrive à son maximum. Elle s'accompagne d'un mouvement fébrile, plus ou moins prononcé. La langue est considérablement gonflée, en partie hors de la bouche, chaude, sèche, d'un rouge vif, douloureuse, surtout à la pression. Tous ces phénomènes disparaissent rapidement, si la maladie ne passe pas l'état chronique. La mégaloglossie, au contraire, marche lentement ; elle acquiert son développement complet en plusieurs années. Elle ne s'accompagne jamais de fièvre. La langue est violacée, recouverte d'un enduit noirâtre et rarement le siège de douleurs peu intenses. La pression continue de sa portion procidente détermine la déformation des dents, du maxillaire et de la lèvre inférieure.

Il est plus difficile de pouvoir diagnostiquer une mégaloglossie consécutive à une inflammation aiguë, d'une glossite chronique succédant à un état aigu. Au début le diagnostic est impossible ; longtemps après l'origine de la maladie il est peut-être possible de l'établir. On sait que la mégaloglossie dure autant que la vie si l'art n'intervient pas. En est-il ainsi de la glossite chronique? On lit, dans le *Dictionuaire de Jaccoud* (1) : « la durée des phlegmasies chroniques est impossible à préciser ; elle peut être de plusieurs mois, même de plusieurs années, mais elle n'est pas indéfinie. » En admettant cette opinion comme exacte et en se basant sur la durée de la maladie, on pourrait peut-être déterminer le diagnostic.

Quoi qu'il en soit, le médecin devra intervenir, au plus tôt, par les moyens appropriés, pour débarrasser le malade d'une affection gênante et pouvant amener des troubles graves dans la nutrition.

Enfin la langue est parfois le siège d'une tumeur fibreuse, cancéreuse ou syphilitique. Il sera facile de ne pas confondre le gonflement symptomatique de ces affections, avec la mégaloglossie.

Dans cette dernière maladie, le gonflement de la langue est uniforme et sa consistance la même dans tous les points ; dans le cas d'un gonflement symptomatique, la langue est tuméfiée dans une partie limitée et la consistance dans ce point n'est pas en rapport avec celle des autres portions de la langue. En cas de besoin, les symptômes inhérents aux affections cancéreuses et syphilitiques lèveraient tous les doutes.

1. *Dict. de Jaccoud*. Tom. 18, p. 776.

PRONOSTIC.

Au début, il est facile de guérir la mégaloglossie, mais lorsque le prolapsus existe depuis longtemps et reste stationnaire, le pronostic change. La difformité rend le malheureux, atteint de cette affection, un objet d'horreur et de répulsion pour ses semblables, l'éloigne de la société, entrave ses fonctions digestives par la perte incessante de la salive, la mastication incomplète des aliments, la difficulté de la déglutition, l'expose à des conséquences graves, si une maladie ordinairement bénigne des fosses nasales ou de la gorge vient compliquer la situation, entraîne l'atrophie ou la déviation des dents et du maxillaire inférieur et peut amener parfois le marasme, au bout d'un temps plus ou moins long. Heureusement cette affection n'est pas au dessus des ressources de l'art, et en général l'habileté chirurgicale remédie facilement à tous ces inconvénients.

ANATOMIE PATHOLOGIQUE

Nous publions successivement et par ordre de date, tous
les travaux faits, jusqu'à ce jour, sur l'anatomie pathologique et nous terminons ce chapitre, par des conclusions
générales sur la nature des lésions, dans la mégaloglossie.

Nous croyons que Sédillot a été le premier à faire
l'analyse histologique de cette affection. Voici ce qu'il dit :
« la dissection et le microscope n'y révèlent » (dans la
langue) « que des tissus sains (muscles, vaisseaux, nerfs,
papilles et muqueuse) considérablement hypertrophiés. »

Nous lisons dans la *Gazette médicale* de 1855 (page
631) : « le travail » histologique, sur un cas de mégaloglossie, « du docteur Weber, offre un véritable intérêt,
parce qu'il montre par des dessins et des descriptions, l'ap-
parition de nouvelles fibres musculaires, dans les tissus de
nouvelle formation. Il s'agit d'une langue hypertrophiée
qui avait cinq pouces de longueur sur deux et demi
d'épaisseur.

Une première amputation enleva la portion de langue
qui dépassait les lèvres, mais au bout de quinze jours, il
fallut renouveler l'opération, à cause du développement
rapide des parties ; on extirpa alors une portion de langue
de trois pouces et formée en grande partie de tissu nouveau.
C'est ce tissu dont l'auteur donne en détail la description.
« Il avait pour base des cellules arrondies ou ovalaires,
entre lesquelles on voyait quelques cylindres striés et d'au-

tres ne renfermant encore que des noyaux espacés de distance en distance. ressemblant parfaitement au tissu musculaire embryonnaire. Quelques cylindres montraient les stries transversales longitudinales en même temps que les noyaux primitifs. Toutes ces formations indiquent, à n'en pas douter, un tissu musculaire en voie de formation. Les cylindres musculaires du premier lambeau qui avait été extirpé variaient entre $0^{mm},0166$ et $0^{mm},0499$, c'est-à-dire n'atteignaient pas le volume des cylindres normaux. Les cylindres du second lambeau ne dépassaient pas $0^{mm}0019$. »

« Ces faits semblent prouver assez clairement que l'hypertrophie de la langue tient à un développement excessif et rapide des éléments qui la composent. »

« L'auteur signale aussi, dans sa description, un appareil vasculaire extrêmement riche, occupant la base de la partie hypertrophiée. »

L'hypertrophie dans ce cas, nous semble bien due à la formation de nouveaux faisceaux musculaires ; mais la mégaloglossie ne peut pas toujours être attribuée à cette néoplasie.

Virchow rapporte, dans un numéro de sesr Achives, l'analyse histologique d'un fait intéressant (1). « Le tissu de la langue, dit-il, ressemble à un véritable tissu caverneux, dont les mailles renfermaient un liquide jaunâtre, plus ou moins troublé, et en quelques endroits coagulé en petites masses transparentes. Le liquide qui s'en écoulait, se coagulait spontanément à l'air et offrait la réaction de l'albumine. »

1. Virchow. — *Gaz. méd. de Paris* 1855, page 631.

« Ce tissu caverneux était surtout développé, dans la partie moyenne de la langue, dans la région du muscle transverse. Il semblait au premier abord ne plus rien rester du parenchyme normal de la langue que la surface de cet organe, mais l'examen microscopique démontra la présence de nombreux faisceaux musculaires, dont la structure n'avait rien d'anormal.

« Quant à la nature du tissu caverneux lui-même, l'auteur est disposé à le regarder comme produit par une ectasie des vaisseaux lymphatiques. L'aspect lisse des parois, la disposition en chapelet des tubes, la nature du contenu, l'affection concomitante d'une glande lymphatique sous-maxillaire, l'absence de douleur et d'une hyperémie appréciable, indiquaient la possibilité d'une dilatation des vaisseaux lymphatiques préexistants et d'une stase de la lymphe. »

« L'auteur donne la description d'une seconde pièce analogue à la précédente, d'après une préparation du musée de Vurtzbourg ; mais ici les artères se trouvaient dilatées et épaissies. »

Virchow a noté, le premier de tous les auteurs, l'ectasie des vaisseaux lymphatiques, dans la mégaloglossie.

On lit, dans une observation de cette maladie, publiée par la *Gazette des hôpitaux* : « sur la pièce enlevée », par Paget, « on a trouvé une structure en tout semblable à celle de la langue normale, comme texture et comme couleur ; les fibres musculaires étaient seulement augmentées de volume. »

Gayraud, dans sa thèse, donne l'analyse histologique suivante : « L'examen microscopique, auquel j'ai soumis la portion de langue enlevée par M. le professeur Bouisson, m'a permis de constater la présence de très nombreux faisceaux striés, à peine plus développés qu'à l'état normal, ce qui viendrait à l'appui de l'opinion du docteur Weber. »

« Mais dans aucune de mes préparations, faites sous la direction de M. le professeur agrégé Estor, si compétent en pareille matière, je n'ai reconnu le tissu musculaire en voie de formation. Pourtant les cylindres offraient les stries transversales et longitudinales de l'âge adulte. Quelques-uns m'ont présenté un commencement d'infiltration graisseuse, plus manifeste à la base de l'organe, près du point étreint par les ligatures. Dans la partie antérieure, les faisceux striés, exempts de toute altération pathologique, étaient entourés de nombreuses cellules adipeuses. »

» J'ai reconnu aussi une hypertrophie très considérable de la muqueuse linguale, dont l'épaisseur avait au moins doublé. Les papilles surtout étaient tellement développées que la face supérieure de la langue semblait hérissée de végétations.

« Les vaisseaux et les nerfs participaient probablement à l'hypertrophie des autres éléments, mais je n'ai pu en acquérir la preuve. La constriction exercée par les fils et la gangrène consécutive, en avaient peut-être modifié la disposition et la texture, au point de les rendre impossibles à retrouver. »

Nous lisons dans la *Gazette hebdomadaire de médecine et de chirurgie* du 23 août 1872 : « Le docteur Maas conclut de ses recherches que la macroglossie est une hyperplasie d'une partie ou de toute la langue, qui

par suite de la procidence de l'organe et des inflammations
qui en sont la conséquence, se complique d'une hyperplasie par irritation portant principalement sur le tissu conjonctif et les vaisseaux. »

Les *Archives générales de médecine et de chirurgie*
(juillet 1874) contiennent une observation de mégaloglossie, due à Giès de Rostock ; nous en détachons le passage
relatif à l'*anatomie pathologique*. L'étude microscopique a
été faite sur une portion de langue détachée 28 semaines
après la naissance du malade. On avait déjà excisé la pointe
de la langue de cet enfant, à l'âge de sept semaines. Cette
première opération avait eu pour résultat de surexciter
l'hypertrophie et de nécessiter une seconde amputation.

Voici l'examen histologique : « la partie excisée fut examinée au microscope, après avoir été divisée en deux portions, dont on traita l'une avec l'acide chromique et l'autre avec l'alcool. On y constata la présence de fibres musculaires allant dans différentes directions et conservant leurs
apparences normales du côté de la base de la langue. Mais
vers la pointe de l'organe, les fibres musculaires étaient séparées par un tissu conjonctif très abondant, qui semblait
repousser le tissu musculaire et en remplir tous les inter-
stices. Les fibres musculaires elles-mêmes avaient perdu,
en grande partie, leurs stries transversales pour subir la
dégénérescence granuleuse. Dans le tissu conjonctif, on
remarque des faisceaux rectilignes, et d'autres ayant des
directions ondulées et contenant de nombreuses cellules arrondies, analogues aux corpuscules lymphatiques. En
d'autres endroits, ces faisceaux prennent une disposition
alvéolaire autour des faisceaux musculaires et des glomé-

rules graisseux et sont entourés de cellules allongées, d'apparence fusiforme. »

« Toutes les lacunes et principalement celles qui sont formées par les lymphatiques, et dans lesquelles on reconnaît encore l'endothélium caractéristique, sont remplies par des fibres ondulées, riches en cellules. Ce tissu est surtout abondant vers la face dorsale et dans l'épaisseur de la tunique adventice des vaisseaux, dont le nombre est assez considérable. »

Variot a fait, en 1880, une étude histologique approfondie d'une langue affectée de mégaloglossie ; nous la publions presque *in extenso*.

Voici cet examen histologique : « Examinée à un très faible grossissement, une coupe perpendiculaire à la surface de la langue, vue dans son ensemble, apparaît comme criblée de vacuoles et avec un aspect presque réticulé ;... il est facile de remarquer la muqueuse avec des papilles très hypertrophiées et pour la plupart évidées, avec des colonnes épithéliales interpapillaires très allongées, le tout recouvert par une mince couche cornée. Au-dessous de la muqueuse existe une zône peu étendue, ayant une apparence tout à fait aréolaire. Enfin, sans qu'on puisse tracer de ligne de démarcation précise avec la couche précédente, on peut distinguer une zône plus profonde dans laquelle les lacunes sont moins étendues, les travées qui les séparent, sont plus épaisses et contiennent des fibres musculaires coupées dans divers sens.

« Entrons dans le détail des lésions de chacune des trois couches que nous venons de signaler :

1° Lésions de la muqueuse.

« La couche épithéliale la plus superficielle, correspondant à la couche cornée normale, présente une épaisseur de $0^{mm},1$ en moyenne. Elle est constituée par des cellules plates très serrées. Bon nombre de ces cellules ont subi la transformation vésiculeuse et sont très réfringentes.

« Par places, cette couche cornée s'épaissit, les cellules vésiculeuses s'y accumulent, et au voisinage de ces éléments, on observe de petites vacuoles, en grande partie comblées par des reliquats de cellules épithéliales très déformées et présentant un aspect comme ramifié et anastomosé.

« Dans d'autres points, la lame cornée est séparée de la couche épithéliale profonde par des foyers plus volumineux, de $0^{mm},1$ sur $0^{mm},2$, dans le plus grand diamètre. Dans ces foyers plus profonds nous retrouvons les mêmes altérations épithéliales et en outre quelques leucocytes. Tout cet ensemble d'altérations est commun aux affections vésiculeuses des téguments »... Il est vraisemblable d'admettre que la procidence hors de la bouche de cette portion de la langue, l'action permanente de l'air et de divers autres agents irritants sur la surface muqueuse ont produit et entretenu ces altérations épithéliales qui se rapprochent de celles de l'eczéma. »

L'auteur pour mieux apprécier les changements survenus dans la langue de son sujet a pris pour termes de comparaison, des préparations faites sur la langue du supplicié Prévost et sur celle d'un enfant de deux ans.

« Tandis que sur la muqueuse linguale normale, les papilles de cette région ont dans le sens de leur longueur $0^{mm},3$ environ et les colonnes épithéliales interpapillaires

0^{mm}, 36 jusqu'à la couche cornée, nous pouvons nous assurer que ces mêmes papilles mesurent sur notre pièce depuis
0^{mm}, 9 jusqu'à 1^{mm}, 2 et les colonnes épithétiales interpapillaires 1^{mm}, 4 et même 1^{mm}, 6 jusqu'à la surface de la couche
cornée dans certains points. L'hypertrophie de la couche
papillaire est donc considérable ; elle est dans la proportion
de 3 à 1 ou même de 4 à 1 avec l'état normal.

. . . . . « Comme dans l'état normal les papilles se pro·
longent à une hauteur un peu inégale dans l'épithélium.

« Tantôt elles sont minces et offrent un aspect conique,
tantôt elles sont beaucoup plus larges et ont une apparence
bi ou trilobée ; ce sont surtout ces papilles volumineuses
qui sont en grande partie évidées par des lacunes, ainsi
que nous le verrons plus loin.

Il est digne de remarquer que les colonnes épithéliales
interpapillaires à partir du point où elles se sont détachées
de la couche cornée ne présentent pas d'altérations. Ces
colonnes formées par l'épithélium interpapillaire sont exactement séparées des papilles par des éléments fixant fortement le carmin et dont le contour devient très net après
l'addition d'acide acétique. Tout à fait au fond des culs-de-
sac épithéliaux, existent deux ou trois rangées de ces épithéliums nucléaires : une seule rangée forme sa couche limi-
tante d'avec les papilles. Ces éléments présentent 10 à 12 μ
dans le plus grand diamètre sur 5 μ à 7 μ dans le plus petit.

« Graduellement les épithéliums d'apparence nucléaire
s'entourent d'un corps cellulaire et alors ces éléments
placés au centre des colonnes atteignent les dimensions de
20 μ dans leur grand axe sur 12 μ, avec des noyaux de
10 μ sur 6 a 7 μ. Nous le répétons, ces dispositions de

l'épithélium, nous ont paru normales si l'on excepte l'augmentation en longueur des colonnes épithéliales.

« Très hypertrophiées, comme nous l'avons fait remarquer, les papilles ainsi circonscrites, offrent des lésions plus complexes à considérer. Quelques papilles plus minces, celles qui se rapprochent de la forme conique, peuvent ne pas présenter d'évidements à leur centre. Elles sont formées d'une substance vaguement fibrillaire se colorant très peu par le carmin, parsemée de noyaux du tissu lamineux, beaucoup plus abondant qu'à l'état normal. Ces noyaux sont plus confluents, plus serrés dans les points où les papilles sont contiguës à l'épithélium ; ils forment comme une bordure doublant l'épithélium, tout en restant parfaitement distincts de ce dernier. On voit, en les suivant plus loin, ces noyaux du tissu lamineux arrondis ou ovoïdes, mesurant de 9 à 10 μ sur 6 à 8 μ, s'agglomérer en amas qui viennent coiffer, pour ainsi dire, l'extrémité des colonnes interpapillaires. Le plus grand nombre des papilles sont creusées de vacuoles, de lacunes incomplètement comblées par une substance finement grenue, rappelant la substance albumineuse qu'on rencontre dans les tubes du rein lorsqu'il est atteint de néphrite, ou mieux encore, le contenu grenu de certains alvéoles pulmonaires ; au niveau des parties atteintes d'hépatisation pneumonique commençante. Cette substance grenue est parsemée de quelques leucocytes ; sur les parois de certaines lacunes les leucocytes s'agglomèrent en petits amas, mais on n'y distingue pas d'hématies. Tantôt les papilles qui contiennent ces lacunes sont presque absolument évidées et sont réduites à une mince couche de tissu lamineux, doublant l'épithélium ; c'est surtout sur la paroi de ces grandes vacuoles que l'on commence à observer des noyaux faisant saillie dans la cavité. On peut considérer ces noyaux comme appartenant à des cellules plates de revêtement. D'autres fois c'est seulement la base des papilles qui est occupée par les vacuoles.

« Les vacuoles papillaires présentent des dimensions variables ; les plus grandes mesurent 0 millimètre 9, dans leur plus grand diamètre, sur 0 millimètre 2 pour leur plus petit. Ce sont à peu près les dimensions de la papille qui est presque entièrement évidée ; les plus petites mesurent 0 millimètre 08 sur 0 millimètre 07.

« Pour se faire une idée plus exacte de l'importance de ces lésions papillaires, il faut examiner des coupes faites parallèlement à l'axe des papilles.....

« Les colonnes papillaires coupées s'offrent sous l'aspect de travées épithéliales, très foncées par le carmin, d'épaisseur variable, à bords sinueux, anastomosés en tous sens. Ces travées limitent des espaces irrégulièrement circulaires, beaucoup plus transparents, creusés de grosses vacuoles. Il est évident que ces espaces clairs, ainsi évidés, représentent la coupe des papilles. Les vacuoles contiennent la même substance grenue que nous avons signalée et en outre des leucocytes. Une ou deux de ces lacunes sont presque remplies d'hématies ; les globules sanguins y sont très bien conservés et peuvent servir de témoins pour prouver qu'il n'y avait pas de sang dans les autres vacuoles. Il est vraisemblable d'admettre que lors de l'application du fil élastique sur la langue, la pression étant subitement augmentée, le sang sera sorti de ses vaisseaux et aura fait irruption dans quelques-unes de ces lacunes, dont les parois paraissent si fragiles.

« 2° Au dessous de la couche muqueuse, existe une zône peu étendue qui mérite, nous l'avons dit, une mention spéciale.

« Les travées formées de tissu lamineux à divers degrés de développement, peu épaisses pour la plupart, limitent des espaces assez étendus. Ainsi se trouve formé une sorte de reticulum dont les mailles ne sont autre chose que des lacunes. Les travées sont très irrégulières ; elles ont une épaisseur qui varie de 0 millimètre 05 jusqu'à 0 millimètre 36. Elles sont formées par des fibres de tissu lamineux avec un grand nombre de noyaux arrondis, ovoïdes et de corps fusiformes. Très étroites dans certains points, elles s'épaississent subitement, grâce à des amas de noyaux arrondis du tissu lamineux, qui viennent s'interposer surtout à leur point de jonction. Ces amas qui mesurent entre 0 millimètre 1 et 0 millimètre 3 sont régulièrement arrondis. Les noyaux du tissu lamineux qui les composent sont assez serrés, surtout vers le centre, pour donner à l'ensemble une certaine analogie avec des follicules lymphatiques.

Mais il n'existe aucune trace de tissu réticulé. Dans certaines travées, nous constatons, çà et là, quelques faisceaux musculaires striés. Mais c'est seulement dans la couche profonde que le muscle est dans son complet développement. Sur le bord de la plupart des travées qui circonscrivent les aréoles, on distingue des noyaux aplatis, rangés assez souvent en séries régulières et que l'on peut regarder comme appartenant à des cellules plates qui formeraient le revêtement des vacuoles. Ce qui justifie cette interprétation, c'est que dans certaines lacunes nous voyons des cellules plates, avec un noyau, complètement détachées de la paroi. Les unes se présentent de face et ont un aspect polygonal. D'autres apparaissent obliquement et comme chiffonnées, d'autres, enfin, vues de champ, ressemblent à des corps fusiformes. Cette dernière apparence est la plus commune.

« Le contenu des vacuoles sous-muqueuses est identique à celui des lacunes papillaires ; c'est toujours la même substance grenue parsemée de leucocytes peu nombreux.

« Au milieu de ces lacunes irrégulières, on distingue quelques espaces circulaires gorgés de leucocytes et qui représentent la coupe de véritables troncs lymphatiques. — Signalons quelques artérioles peu volumineuses.

3° « Au-dessous de cette zône sous-muqueuse, essentiellement lacunaire, nous trouvons *la couche fibro-musculaire.* Cette dernière, plus compacte que la précédente, ne présente pas un aspect réticulé ; elle est constituée par une masse de tissu fibreux très avancée en organisation, englobant des faisceaux de tissu musculaire, et creusée de distance en distance de vacuoles affectant plutôt la forme de fentes. Au premier coup d'œil, on peut s'assurer que le tissu fibreux l'emporte au moins de moitié en quantité sur le tissu musculaire entremêlé. Cette disposition est tout à fait pathologique ; à l'état normal, nous voyons bien les faisceaux musculaires imbriqués en tous sens, séparés par des travées fibreuses ; mais ces lésions fibreuses ne représentent qu'une masse minime à côté de celle des faisceaux musculaires. Ici c'est l'inverse ; le tissu fibreux prédomine, il englobe les faisceaux musculaires imbriqués en tous sens. Les faisceaux primitifs, groupés en nombre variable, depuis cinq, dix, jusqu'à vingt et plus, forment des faisceaux placés au centre des travées fibreuses. Dans quelques points, ces faisceaux primitifs sont écartés les uns des autres, et comme dissociés par l'interposition de tissu lamineux. »

« Il nous a semblé intéressant de comparer le diamètre des faisceaux primitifs avec ce qu'il est normalement dans la même partie de la langue ; dans notre cas pathologique les faisceaux primitifs mesurent de 18 μ à 25 μ ; à l'état normal, chez l'adulte (langue du supplicié) leur dimension est de 20 μ à 25 μ. Chez un enfant sain de dix-huit mois, je n'ai trouvé comme diamètre que 12 μ à 15 μ. Le temps m'a manqué pour vérifier si cette différence de diamètre suivant les âges était constante. Quoi qu'il en soit, on voit que dans notre cas de macroglossie, on peut regarder les dimensions des faisceaux primitifs comme normales. »

Cette conclusion ne nous semble pas logique. Il nous parait plus admissible de croire que les faisceaux musculaires se développent progressivement et que leur diamètre est en rapport avec l'âge. Si, chez un enfant de dix-huit mois, il est de 12 μ à 15 μ et chez un adulte de 20 μ à 25 μ, il doit, chez un enfant de trois ans, se rapprocher beaucoup plus des premières dimensions que des secondes. Comme le diamètre chez le malade de Variot était de 18 μ à 25 μ, nous devons conclure que les faisceaux musculaires de la langue de cet enfant avaient bien réellement augmenté de volume.

« J'ai à peine besoin d'ajouter que la structure de ces

faisceaux primitifs ne présente rien de spécial à considérer, l'alcool absolu leur a même conservé leur double striation.

« Presque toujours à une certaine distance des faisceaux musculaires, au centre même des travées fibreuses, sont creusées des lacunes. Nous avons dit qu'elle se présentaient de préférence sous forme de fentes. Elles mesurent de $0^{mm}2$ à $0^{mm}6$ sur leur grand axe, sur $0^{mm}1$ à $0^{mm}2$; la direction en est indéterminée. Leur contenu est le même que celui des lacunes sous-muqueuses (substance grenue et leucocytes). Il est remarquable que sur le bord même des lacunes, on aperçoit bien plus rarement les noyaux rangés en série, et que nous avons signalés dans la couche précédente, comme appartenant à des cellules plates de revêtement ; un certain nombre des lacunes profondes en sont tout à fait dépourvues. Faut-il penser que ces cellules plates se seront détachées pendant la préparation ? Cela ne nous paraît pas probable, car nous les retrouverions flottantes dans ces lacunes profondes, comme nous l'avons vu dans les lacunes superficielles.

« Nous n'avons rencontré sur nos préparations qu'un petit nombre de vaisseaux sanguins qui nous ont paru dignes d'être signalés ; à part quelques vaisseaux d'un calibre tout à fait insignifiant, nous relevons sur une préparation quatre artérioles dont nous estimons le diamètre de $0^{mm}5$, ou $0^{mm}6$ et autant de veines très reconnaissables à la structure de leurs parois et gorgées d'hématies. Leur diamètre un peu moins considérable était de $0^{mm}3$ à $0^{mm}4$. Au voisinage de ces vaisseaux, nous avons distingué quelques rameaux nerveux coupés. Vaisseaux et nerfs sont englobés par le tissu fibreux.

« Le nombre et le calibre de ces vaisseaux sanguins ne nous paraît pas s'éloigner sensiblement de ce qu'il est à l'état normal dans la langue. Nous savons, en effet, que ces vaisseaux, dans cet organe, conservent un calibre relativement considérable, jusqu'au point où ils abordent la muqueuse.

Nature de la lésion.

« Quelle interprétation convient-il de donner à l'ensemble des lésions que nous venons de décrire ? Elle ne nous paraît pas douteuse. Toutes les vacuoles, toutes les lacunes, superficielles ou profondes, contenant une substance grenue albumineuse et des leucocytes, ne peuvent être dues qu'à des ectasies lymphatiques.

« Les auteurs se sont demandé quelles étaient les causes de ces ectasies lymphatiques. Wirchow ne s'explique pas d'une façon catégorique sur la cause qui doit gêner la circulation lymphatique dans la macroglossie et amener par suite la dilatation des vaisseaux.

« Pour Vini-Warther le plus grand nombre des lacunes aurait une origine différente.

« Tantôt au centre d'amas de prolifération du tissu conjonctif, se produiraient des phénomènes de désagrégation moléculaire qui amèneraient la disparition des cellules centrales. De là résulteraient des vacuoles remplies de sérosité dans lesquelles on retrouverait les restes cellulaires, comme des fragments finement granulés. » Tantôt « dans les proliférations lymphomatiques, les éléments cellulaires sont écartés comme par l'injection d'un liquide dans les tissus et subissent la dégénération graisseuse. C'est surtout dans les papilles qu'on observe cette dégénération hydropique. »

« Sans insister sur l'impropriété du mot hydropique appliqué à un processus de cette nature, nous devons faire remarquer que ces tentatives d'explications ont tout au plus le mérite de conceptions théoriques. Il est inutile d'ajouter que nulle part nous n'avons rien constaté qui puisse justifier ces idées.

« Pour nous, nous sommes disposé à croire que toutes ces ectasies lymphatiques occupant les papilles de la muqueuse, la couche sous-muqueuse, et peut-être même le tissu intermusculaire où elles sont beaucoup plus rares, peuvent s'expliquer par les dispositions normales des voies lymphatiques dans ces régions.

« M. le professeur Sappey donne la description suivante des vaisseaux lymphatiques de la langue : « Chez le fœtus, dans les injections nerveuses, on voit le réseau lymphatique s'avancer jusqu'à la pointe de la langue ; alors toute la partie supérieure de la muqueuse linguale est recouverte d'une lamelle argentée dont l'éclat toujours plus vif au voisinage des papilles caliciformes, pâlit et s'efface graduellement de la partie postérieure à la partie antérieure de la membrane gustative.

« Autour des papilles coniques et fongiformes, les troncules marchent dans les sillons interpapillaires en se dirigeant obliquement en avant et en dehors, avec la régularité que nous présentent les nervures d'une feuille et communiquent, dans leur trajet, au niveau de chaque saillie nerveuse. Toute papille est par conséquent entourée à sa base d'un anneau complet. De cet anneau, partent un ou deux

ramuscules qui remontent dans chacune d'elles et autour
desquels se groupent des capillaires anastomosés, lesquels
ont eux-mêmes pour point de départ un réseau de capilli-
cules. En piquant avec une pointe très acérée les papilles
de la langue, j'ai réussi plusieurs fois à remplir de mercure
ce petit réseau papillaire. »

« Nous avons répété nous-mêmes au bleu de Prusse solu-
ble, sur une langue d'enfant, l'injection faite au mercure
par M. Sappey, nous avons constaté également l'existence
de ce réseau papillaire.

« Les troncs lymphatiques provenant du plexus dorsal
se dirigent les uns en arrière, les autres en avant.... les
antérieurs ne rampent pas sous la muqueuse, ils se déta-
chent à angle droit, plongent aussitôt dans le tissu musculaire de la langue et apparaissent ensuite sur la face inférieure. Les réseaux qui recouvrent les parties latérales de
la langue, très développés et très faciles à injecter, se conti-
nuent par leur partie supérieure avec le réseau de la face
dorsale.

« Par leur partie inférieure, ils émettent dix à douze
troncs qui descendent dans les sillons des muscles stylo-
glosse et lingual inférieur. »

« Devant cette richesse des voies lymphatiques dans la
langue, il est inutile d'avoir recours à des hypothèses plus
ou moins justifiées pour expliquer les ectasies lymphatiques dans la macroglosse.

« Les lacunes papillaires, les lacunes sous-muqueuses
correspondent à des dilatations du réseau normal signalé
par le professeur Sappey. Quant aux lacunes profondes
intermusculaires, un certain nombre paraissent représenter

les troncs lymphatiques passant de la face supérieure à la face inférieure de la langue. Il faut cependant faire une restriction, car dans cette région profonde, les lacunes quoique plus rares que dans la muqueuse, sont encore plus abondantes que ces troncs lymphatiques indiqués à l'état normal.

« Peut-être, pourrait-on admettre que, secondairement, à la suite de la dilatation générale du réseau muqueux, les voies de communication de la face inférieure à la face supérieure de la langue, deviendraient non seulement plus larges, mais encore plus nombreuses.

« Faut-il attribuer à des altérations primitives ou secondaires de ces ganglions, les lésions, les dilatations du réseau de la muqueuse linguale ? Cela est vraisemblable. Mais nous ne pouvons que poser ces questions sans les résoudre. Le seul fait positif, dans notre cas, est un engorgement plus accentué, à certains moments, mais à peu près permanent des ganglions.

« Il ne nous est pas possible de dire si cet engorgement est primitif ou consécutif dans le processus si complexe de la macroglossie. Peut-être des observatieurs, plus heureux, auront l'occasion d'étudier anatomiquement ces ganglions et pourront jeter un peu de jour sur ce point obscur. »

Il est impossible de pouvoir répondre, aujourd'hui aux questions posées par Variot. Nous ajoutons seulement que Wirchow a trouvé chez sa malade l'engorgement d'une glande lymphatique.

Enfin, une dernière analyse histologique, encore inédite, a été faite par M. Martin, dans le courant du mois dernier. La pièce qui a servi à cet examen a été détachée, en 1872, de la langue de Joséphine Vallin, dont nous publions plus haut l'observation. Depuis cette époque jusqu'au mois dernier, cette pièce a séjourné dans l'alcool. Elle y a subi des altérations profondes, qui ont empêché de constater toutes les lésions ; les résultats de cette nouvelle étude histologique sont donc incomplets. Voici ce que M. Martin a constaté :

1° La muqueuse, par suite de son séjour prolongé dans l'alcool, est devenu vitreuse, transparente et ne présente plus aucune trace d'organisation. Il n'est donc pas possible de savoir si les papilles étaient hypertrophiées et creusées de vacuoles, comme dans le cas de Variot.

2° Le tissu musculaire est hypertrophié ; les faisceaux primitifs ont augmenté de volume. A notre grand regret, nous ne pouvons donner des dimensions comparatives. Mais cette hypertrophie des faisceaux primitifs était assez considérable, pour ne faire l'objet d'aucun doute. M. Martin n'a pu constater si le nombre des faisceaux était plus grand qu'à l'état normal.

3° Le tissu conjonctif de la langue n'est pas hypertrophié ; il est absolument normal.

4° Par places, on trouve, dans le tissu connectif, des fentes, dues à la section transversale de vaisseaux lymphatiques dilatés, dont les parois se sont rapprochées. Il est facile de les reconnaître à la nature de leur épithélium et à l'absence de globules sanguins dans leur calibre.

5° Les capillaires sont dilatés ; les noyaux de l'endothélium plus volumineux font saillie dans la cavité de ces vaisseaux.

6° Les gros vaisseaux, gorgés de sang, paraissent dilatés.

On a pu se convaincre par la lecture de toutes ces observations histologiques que la mégaloglossie peut être due
à des lésions diverses, variables suivant les cas.

En résumé.

1° Généralement, sinon toujours, la muqueuse et les
papilles sont hypertrophiées. Dans le cas de Variot, les colonnes interpapillaires avaient acquis un volume propor-
tionnel à celui des papilles, et les cellules épithéliales superficielles de la muqueuse avaient subi des altérations
semblables à celles que l'on observe dans l'eczéma.

2° Il existait dans les cas de Wirchow, Giès et Variot,
une ectasie des vaisseaux lympathiques de la langue. Le
plus grand nombre de ces dilatations se trouvait dans la
zône sous-muqueuse et la base des papilles et résultait de
l'augmentation de calibre du réseau normal, signalé par
le professeur Sappey. Les lacunes formées par ces dilatations renfermaient dans le cas de Wirchow, un liquide
jaunâtre, plus ou moins trouble, en quelques endroits,
coagulé en petites masses ; dans celui de Giès, des fibres
ondulées riches en cellules et dans celui de Variot une
matière grenue et des leucocytes.

3° Le tissu fibreux était hypertrophié dans les cas de
Giès et Variot et contenait, pour le premier de ces auteurs,
des corpuscules analogues aux corpuscules lympathiques et
pour le second, des amas de noyaux du tissu lamineux
disséminés parmi les travées. — Variot et M. Martin ont

trouvé de plus dans le tissu fibreux, des fentes dues à la section de vaisseaux lymphatiques dilatés.

4° Les fibres musculaires étaient hypertrophiées dans les cas de Paget, Gayraud, Variot et dans le nôtre. Si, dans tous ces cas, il est impossible de pouvoir affirmer l'augmentation en nombre des faisceaux primitifs, il n'en est plus ainsi pour celui de Weber. Cet auteur a trouvé des fibres musculaires nouvelles, en voie de développement. Enfin Gayraud a noté que quelques fibres musculaires étaient infiltrées de graisse et Giès qu'un certain nombre de faisceaux primitifs avaient subi la dégénérescence granuleuse et perdu leurs stries transversales.

5° Enfin Weber a trouvé un appareil vasculaire très riche, Wirchow les artères dilatées et épaissies, et M. Martin l'ectasie des vaisseaux capillaires, sinon des gros vaisseaux.

Nous concluons :

Dans la mégaloglossie, l'hypertrophie porte généralement sur un nombre limité des tissus de la langue, rarement sur tous, comme dans les cas de Sédillot et Variot. L'ectasie des vaisseaux lymphatiques et sanguins se joint assez souvent aux autres lésions.

TRAITEMENT

On peut avoir recours à beaucoup de moyens, soit pour empêcher le développement progressif de la maladie, lorsque la langue reste encore facilement contenue dans la cavité buccale, soit pour faire disparaître le prolapsus et les conséquences de son action sur le maxillaire et la lèvre inférieurs. Nous les exposerons successivement et nous indiquerons dans quelles circonstances chacun d'eux peut et doit être utilisé.

Au début, lorsque les enfants ont de la tendance à porter la langue entre les lèvres, en dehors de la bouche, on doit, pour y remédier, avoir recours à des mesures fort simples.

1° Un moyen des plus efficaces, dit Boyer, pour s'opposer à la projection de la langue, chez les enfants qui ont cette disposition vicieuse, est de choisir une nourrice dont le mamelon soit gros et long. Avec cette précaution, les enfants ne sont pas obligés d'allonger la langue pour exercer la succion, comme dans le cas où le mamelon est petit et court et entre à peine dans la bouche.

Si ce moyen est insuffisant, comme cela arrive chez les enfants qui tétent en plaçant la langue sous le mamelon et le pressent de la base vers le sommet, il faut recourir, comme le conseille Lassus, à l'usage du biberon, au moyen duquel, on pousse le lait dans la bouche, avec assez de rapidité, pour que l'enfant soit contraint de retirer sa langue en arrière, afin de modérer l'afflux du liquide.

2° Un autre moyen consiste à déposer sur l'extrémité de la langue, toutes les fois qu'elle fait saillie entre les lèvres, un topique stimulant : alun, poivre, gingembre : On force ainsi l'enfant à retirer sa langue en arrière et à la maintenir dans la cavité buccale.

3° Dans l'intervalle des repas, il est très utile de faire rentrer la langue dans la cavité buccale et de maintenir la bouche fermée, à l'aide d'un bandage. Toutes les fois que la réduction est possible, ce moyen seul peut enrayer la maladie. Il trouve encore son application pour compléter la cure, dans les cas plus graves, quand par d'autres traitements, on est parvenu à rendre la langue réductible. Il n'est pas, toutefois, toujours exempt de conséquences fâcheuses. Nous avons vu, en effet, que, chez la malade de Gayraud, le refoulement et le maintien forcé de la langue, dans la cavité buccale avaient déterminé un commencement d'asphyxie. On devra donc, lorsque l'on aura recours à la compression d'une langue volumineuse dans la bouche, surveiller attentivement la malade, pour éviter tout inconvénient.

Tels sont les divers moyens que l'on doit employer, lorsque la langue sort à peine de la bouche ou peut être facilement réduite ; mais il arrive un moment où ils ne sont plus suffisants ; il faut donc utiliser d'autres ressources. Nous mentionnons celles qui ont rendu des services.

1° Les lotions et applications topiques émollientes ont été employées. « Seul », dit Maisonneuve, « ce moyen est généralement peu efficace pour faire rentrer dans la bouche une langue affectée de prolongement chronique ; c'est ce-

pendant dans ces cas qu'il a été conseillé et qu'il a rendu
des services, en faisant tomber la tension locale, en assou-
plissant les tissus, en les rendant plus aptes à recevoir les
autres médications. Il a suffi même, dans les mains de
Louis, pour guérir une femme de la Salpêtrière âgée de
40 ans et affectée depuis plus de 30 ans, d'un prolapsus
considérable. La réduction s'est opérée, sous l'influence de
simples applications topiques du suc de laitue cultivée,
continuées il est vrai, pendant six mois. » Nous pensons,
avec Maisonneuve, que les émollients rendent bien peu de
services dans les véritables cas de mégaloglossie. — Nous
ne croyons pas, d'autre part, que l'on puisse considérer le
suc de laitue comme un émollient.

2° « Les purgatifs salins ou aloétiques », dit Maisonneuve, « rendent encore des services, même dans des cas
fort graves, surtout quand on les emploie concurremment
avec les lotions émollientes sur la partie malade. » Dans
une seule observation, due à Ruhbaum, on trouve un
heureux succès, par cette médication. Cet auteur obtint
une guérison complète en quatorze jours, par la diète, l'u-
sage journalier d'une infusion de séné, avec 10 gr. de sul-
fate de soude et des lotions avec de l'eau légèrement chlo-
rurée. » Il est bon de noter que la maladie survenue brusquement chez un enfant de six ans, née de parents sains
et bien constituée, ne remontait qu'à trois mois. Il est probable que cette affection était une glossite chronique et
non une mégaloglossie.

3° Maisonneuve préconise également les évacuations sanguines. « On peut » dit-il, « obtenir un dégorgement favorable par l'application de sangsues, par des incisions, par

la saignée de la veine ranine. Lassus dit s'en être bien trouvé ; cela se conçoit parfaitement. » Mais Lassus, après avoir facilité la réduction de la langue hypertrophiée, par l'application de quelques sangsues, compléta la guérison en maintenant, pendant un mois, les mâchoires rapprochées, à l'aide d'une fronde. — Dans cette observation, on trouve donc les évacuations sanguines combinées à l'acclusion de la bouche. — Un autre auteur, Harris, a eu recours aux mêmes moyens. Après avoir appliqué des sangsues sur l'extrémité de la langue, il exerça une compression méthodique pour diminuer le volume de cet organe, mais il dut y renoncer à cause de la douleur et de l'irritation qui suivirent ces tentatives. — Enfin Hodgson, par l'application d'une sangsue sur la pointe de la langue, déjà un peu volumineuse, provoqua chez un enfant de deux ans, un développement hypertrophique contre lequel, il fallut employer la ligature. Ces deux dernières observations prouvent que les évacuations sanguines ne donnent pas toujours un résultat favorable, mais peuvent occasionner parfois une suractivité de la maladie. On devra donc y avoir recours avec beaucoup de ménagements.

4° Scultet a combiné, chez son malade, deux des moyens dont nous avons parlé. « En stimulant la langue, dit-il, avec une poudre très irritante, composée de gingembre, de poivre, de moutarde et de sel, elle devint d'abord plus mobile et moins dure. On pouvait la replacer, mais elle sortait de son lieu naturel. En faisant sur sa partie inférieure des scarifications, elle se détuméfia, jusqu'au point de pouvoir être contenue pour toujours dans la bouche. » On se souvient probablement que l'affection dont parle

Scullet datait de quatre mois et devait être considérée comme une glossite chronique. Le même traitement aurait-il eu un résultat aussi favorable dans un cas de mégaloglossie invétérée? Il est permis au moins d'en douter.

5° La compression a été exercée dans plusieurs cas ; nous citons les procédés dont on s'est servi et les conséquences de ce moyen.

PROCÉDÉ DE LEBLANC

Ce chirurgien se trouvait en présence d'une langue pendante depuis quatorze ans et ulcérée en divers endroits. Il eut l'idée, pour remédier à cette affection, de se servir du sac et du bridon récemment imaginés par Pibrac, pour amener son maintien dans la bouche.

Voici comment il exécuta ce projet : « D'abord il modela sur cette langue, avec du papier, le petit sac qu'il projetait d'y appliquer, afin de ne le faire ni trop grand ni trop petit ; puis il l'appliqua et le maintint en place à l'aide du bridon de Pibrac, c'est-à-dire en l'attachant à un fil d'archal replié sous le menton et fixé par deux rubans liés derrière la tête ; soir et matin il ôta ce bridon pour laver le petit sac et le nettoyer d'une humeur infecte qui sortait des ulcères et chaque fois il faisait laver et rincer la bouche avec du vin. En quatre jours le résultat obtenu fut suffisant pour permettre d'enlever définitivement le bridon ; la langue dégonflée n'avait plus de tendance à sortir de la bouche. »

Dans ce procédé, on combine la compression et la rétropulsion. « Il ne serait pas, » dit Lassus, « aussi utile chez les enfants, dont la langue, moins volumineuse, ne fournirait pas, par son extrémité libre, un point d'appui suffisant. »

Chez certains sujets, comme chez la malade de Gayraud, les tentatives de rétropulsion s'accompagnent de menaces d'asphyxie. Il faut donc, chez ces malades, avoir recours à un moyen de compression seulement. Le procédé de Fréteau peut remplir ce but.

PROCÉDÉ DE FRÉTEAU

Ce chirurgien fit d'abord enlever les quatre incisives inférieures de sa malade, causes principales de l'étranglement et des ulcérations de la langue, et s'assura que la compression à l'aide de la main avait déjà, au bout de quelques minutes, donné à cet organe plus de rondeur et de souplesse.

« Alors » dit-il « je la cernai par quelques tours d'un petit tissu de soie plat et élastique ; j'en employai d'abord cinq aunes, et en assujettissant chaque tour de bandelettes par un point d'aiguille, je parvins à recouvrir entièrement la langue ; il me semblait serrer une éponge ; aussi lorsque cette première enveloppe fut faite, la portion sortie, déjà réduite par la compression assez forte exercée sur elle, parut visiblement diminuée de volume. Ce premier bandage fut recouvert par trois plaques de gomme élastique qui offraient à une de leurs extrémités une légère courbure. Deux de ces plaques furent mises sur les côtés de la langue et la troisième, placée à la face supérieure, fut tenue assez renfoncée dans la bouche, pour préserver la langue de l'action des dents de la mâchoire supérieure. Par leur réunion entre elles, ces plaques formèrent à la langue un étui qui l'embrassait parfaitement ; le tout fut maintenu par de nouveaux tissus de soie. La langue fut soutenue par une compresse longuette fixée à la partie supérieure et postérieure de la tête. Au bout de quarante-huit heures, le bandage était très relâché ; aussi devint-il facile de l'ôter tout ensemble. Je trouvai la langue souple, molle, et diminuée de la moitié du volume qu'elle avait auparavant. Je la poussai directement dans la bouche, et elle y entra sans la moindre difficulté. »

Nous devons noter que, dans ce cas, la maladie datait de six semaines seulement. Quoiqu'elle eût résisté à l'emploi de la médication révulsive, elle devait être, il nous semble, considérée comme une glossite chronique. Le résultat ne mérite pas moins d'attirer l'attention.

La compression a été employée dans deux autres cas que nous citons.

Nous lisons dans la thèse de Gayraud : « dans le fait de Delpech où la maladie n'avait que cinq ans d'existence, la compression par des doloires faite sur la langue, dut être renouvelée à diverses reprises, et l'amélioration fut longue à obtenir. Il me semble même avoir entendu dire à des témoins oculaires, élèves assidus de Delpech, que la jeune malade n'avait pas eu la patience d'attendre une guérison complète ; elle quitta l'Hôtel-Dieu Saint-Eloi avant que la compression eût donné tout ce qu'on était en droit d'en attendre »

Enfin, Murray Humphrey ne réussit également, chez un enfant de six ans qu'après plusieurs tentatives inutiles.

Quoique très infidèle, cette méthode mérite d'être conservée dans la pratique chirurgicale. Elle peut surtout rendre des services dans les cas ou la mégaloglossie est due à l'ectasie des vaisseaux lymphatiques et sanguins. Elle n'exclut, du reste, aucun autre moyen de traitement et le retard auquel elle peut tout au plus contraindre n'est en rien préjudiciable au malade ; il donne le temps d'améliorer sa constitution plus ou moins affaiblie.

Il nous semble qu'à l'avenir, il serait plus avantageux, pour exercer la compression, de se servir de bandelettes de caoutchouc. L'élasticité de ce corps permettrait à l'appareil, une fois posé, de rester appliqué sur la langue, lorsqu'elle diminuerait de volume. La compression serait donc plus régulière. Elle serait également plus facile à augmenter ou à diminuer et à maintenir pendant un temps déterminé.

Que pourrait-on craindre, au surplus ? peut-être de serrer trop fortement et d'entraîner la mortification de la portion comprimée. Un opérateur habile trouvera bien le moyen d'éviter cet inconvénient. En supposant même que cette conséquence se produisît, le résultat ne serait pas aussi déplorable qu'on pourrait le croire de prime abord. Ou la portion gangrénée se détacherait seule et ferait par conséquent disparaître le prolapsus, ou l'on aurait recours à une amputation pour enlever une partie de la langue et rendre à cet organe son volume normal.

AMPUTATION.

Si tous les moyens préconisés jusqu'ici sont insuffisants pour rendre possible le maintien constant de toute la langue dans la cavité buccale, il faut avoir recours à l'amputation de la portion procidente. Elle a été pratiquée assez souvent et ses conséquences ont été assez heureuses, pour ne plus permettre d'hésiter à utiliser cette dernière ressource.

On peut ranger sous quatre chefs principaux, les moyens destinés à enlever une portion de la langue : l'incision ; la ligature ; l'écrasement linéaire ; la cautérisation. Nous parlerons successivement de chacun d'eux.

INCISION.

On a eu recours à trois procédés, pour enlever, par l'instrument tranchant, une portion de la langue. On a fait : 1° l'incision transversale, 2° l'incision en V, à sommet postérieur, 3° l'incision en V à sommet antérieur.

1° *Incision transversale.*

En 1965, Hoffmann, chirurgien de Stockholm, eut pour la première fois recours à ce procédé. Voici la méthode tout à fait primitive dont il se servit : « La langue étant fixée sur une espèce de spatule large et échancrée, l'extrémité protubérante de l'organe fut coupée avec un ciseau à peu près semblable à celui dont se servent les sculpteurs et les tailleurs de pierres. L'hémorrhagie peu considérable fut arrêtée par le cautère actuel et la guérison fut parfaite dans l'espace d'environ trois semaines ». Cette opération ne nous donne pas une haute idée de la chirurgie suédoise au dix-septième siècle.

Depuis cette époque, deux chirurgiens ont eu recours à l'incision transversale, probablement parce qu'il leur était impossible d'employer un autre procédé opératoire.

L'un d'eux, Th. Harris, après avoir vainement tenté la ligature, par une seule anse de fil, fit l'amputation par incision transversale, dans le sillon produit par le fil. Les artères considérables furent liées et l'écoulement de sang cessa spontanément. Un pansement simple, avec de la charpie contenue par un bandage approprié, compléta cette opération. Dix-sept jours après, la malade était parfaitement guérie.

L'autre chirurgien, Rey, s'était proposé de mettre en usage le procédé de Boyer. Il fut conduit à l'incision presque transversale par un accident imprévu, dont il rend compte en ces termes : « La malade étant assise sur une chaise, vis-à-vis d'une croisée, la tête fixée contre la poitrine d'un aide et les mâchoires maintenues écartées par des morceaux de liège placés en arrière, entre les arcades dentaires, la langue déjà hors de la bouche fut fixée et saisie de chaque côté par deux pinces préalablement garnies de linge qui devaient s'opposer aux mouvements de rétraction involontaire de la jeune malade. Alors un bistouri à lame droite et aigüe fut planté à la partie moyenne de la langue à environ un pouce au delà de la portion qui correspondait aux arcades dentaires.

La langue ayant été pincée à sa pointe par ma main gauche, puis coupant contre moi, avec le bistouri qui avait traversé l'organe de part en part et le ramenant obliquement d'arrière en avant et de dedans en dehors, je fis un lambeau à gauche d'un pouce de longueur. J'allais procéder

de la même manière, du côté droit, lòrsque la langue
échappa à la pince qui la tenait du côté droit. »

La symétrie qui devait exister entre les deux incisions
fut détruite, ce qui fit que le lambeau droit était plus court
que le lambeau gauche et alors ne pouvait être appliqué
exactement pour opérer la réunion immédiate projetée. J'y
renonçai donc, et après avoir posé une ligature sur chaque
artère ranine, j'enlevai avec les ciseaux ce que le lambeau
du côté gauche avait d'excédant sur le côté droit. Aban-
donnant la résection opérée et les artères liées, restait une
petite artériole qui donnait encore du sang, je la touchai
légèrement avec une pointe de feu et je supprimai ainsi
l'hémorrhagie. »

La guérison fut obtenue en trois semaines.

Cette observation méritait d'être rapportée pour montrer
que les pinces ordinaires, même garnies de linge, ne suffi-
sent pas pour bien tenir la langue pendant l'amputation
d'une partie de cet organe ; il faut dont se servir, soit
d'une érigne, soit d'une pince de Museux. Velpeau a même
conseillé de traverser la langue avec un fil, pour l'attirer
au dehors, à l'aide de ses chefs. Aujourd'hui cependant ces
précautions sont moins nécessaires que jadis. On soumet
presque toujours les malades à l'action du chloroforme ;
sous son influence les mouvements de rétraction de la langue n'existent pas.

Incision en V, à sommet postérieur.

(Procédé de Boyer).

Au commencement de ce siècle, Boyer eut l'idée d'utiliser ce procédé pour enlever une tumeur cancéreuse qui siégeait à la pointe de la langue, sans intéresser ses bords. La guérison fut rapide et assez favorable pour conserver la forme de cet organe.

Il fut bientôt après conseillé par Percy, pour remédier à la mégaloglossie ; ce chirurgien, dans une affection de cette nature, avait cependant eu recours antérieurement à un autre procédé dont nous parlerons plus loin.

Th. Harris l'employa avec succès en 1837, au lieu d'avoir recours à l'incision transversale qu'il avait faite, quelques années auparavant, à la suite de tentatives infructueuses de ligature.

Mussey, Federici, Sédillot, Murray Humphrey et Giès ont suivi cet exemple et obtenu des guérisons rapides.

Le premier de ces chirurgiens a cru, dit Maisonneuve, « devoir faire précéder l'amputation d'une dissection de la face inférieure de la langue dans une étendue de près d'un pouce. Cette modification me paraît basée sur une erreur. En effet, si la langue paraît adhérente aux gencives de la mâchoire inférieure, dans les cas de prolongement chronique, cela n'est qu'une illusion qui tient à ce que la langue a été fortement tirée en avant ; et dès que l'organe est replacé dans la bouche, les choses reprennent leur disposition normale. Toute dissection est donc parfaitement inutile ; de plus, elle peut être dangereuse en ce qu'elle expose à blesser les artères ranines, les veines, les conduits excréteurs de la salive. » L'inutilité de cette dissection préalable a été prouvée par les faits ; il ne faut donc pas la renouveler à l'avenir.

On peut faire l'opération soit avec des ciseaux, soit avec un bistouri. Voici comment on opère généralement : après avoir saisi solidement la langue avec une pince de Museux, on circonscrit sa partie exubérante entre deux incisions obliques de dehors en dedans et d'avant en arrière. Ces incisions se rejoignent sur la ligne médiane et forment un V à sommet postérieur. Si l'on préfère se servir d'un bistouri, on peut plonger la lame de cet instrument sur la ligne médiane de la langue, au sommet du V, et inciser ensuite obliquement de dedans en dehors. — Le lambeau médian enlevé, on lie les artères. Malgré l'abondance de l'hémorrhagie, tous les auteurs que nous avons cités, ont facilement exécuté ce temps de l'opération. On réunit ensuite par première intention, à l'aide de quelques points de suture. Boyer se contenta de mettre deux points de suture entrecoupés à la partie supérieure de la division et un seul à la partie inférieure, où après avoir serré les premiers fils, il restait une rigole. Mais, dans la plupart des cas, on doit en mettre davantage.

On peut se demander quel instrument on doit employer de préférence. Nous croyons que le bistouri vaut mieux dans les cas où la langue est très épaisse. L'incision est plus facile à faire, ses bords ne sont pas mâchés et l'extrémité des artères se retrouve plus aisément.

Le procédé opératoire de Boyer nous semble le meilleur

de tous ceux que l'on a employés. Il permet la réunion par première intention, diminue par conséquent les chances de suppuration et, d'après M. Alphonse Guérin, s'oppose à l'hémorrhagie, par la réunion des bords de la plaie.

Incision en V à sommet antérieur.

(Procédé de **Percy**).

En 1785, Percy eut recours à ce procédé. « Après avoir longtemps délibéré » dit-il, « comment il serait procédé à l'opération, nous convînmes que la langue serait fendue dans sa longueur et dans son épaisseur et que les deux portions en seraient retranchées le plus haut que l'on pourrait. La langue fut donc partagée en deux et chaque lambeau promptement séparé ; tellement que le tronçon formait une pointe épaisse que je coupai en biseau, pour la faire rentrer plus aisément dans la bouche. Nous laissâmes couler le sang pendant quelques minutes ; ensuite nous pûmes l'arrêter avec de l'eau de Rabel étendue d'eau ordinaire. »

Depuis Percy, ce procédé a été employé par Blanco de Madrid, en 1860. Ce chirurgien enleva avec des ciseaux la portion procidente de l'organe, au moyen de deux incisions obliques en arrière et en dehors, qui venaient se rejoindre en avant au niveau des arcades dentaires. L'hémorrhagie fut facilement arrêtée et le malade guérit en dix jours.

Ce procédé augmente l'étendue de la plaie et conséquemment les chances de suppuration, sans donner à la langue une forme plus régulière. Aussi n'est-il pas étonnant que Percy, malgré son succès, avoue, en 1818, qu'il donnerait la préférence au procédé de Boyer, s'il devait recommencer. Le seul avantage qu'il réalise, est de ne pas exposer à une hémorrhagie bien considérable ; les incisions portent en effet, sur les parties les moins vasculaires et sont presque parallèles à la direction de l'artère linguale, qu'elles ne divisent que près de la pointe de la langue ; dans cette partie leur calibre est considérablement diminué.

LIGATURE.

De Bierken, chirurgien suédois, eut recours à ce procédé, en 1809, pour enlever la portion procidente d'une langue énorme, chez une jeune fille de douze ans, affectée de cette maladie depuis plus de dix. « Il traversa la langue en deux endroits, par un double cordonnet, dont il sépara ensuite les fils, en liant d'abord sa partie moyenne, puis chacune des parties latérales ; et par ce moyen, cette malheureuse fille fut guérie sans hémorrhagie et sans accidents nerveux marqués. »

Pierre Fine et Mirault (d'Angers) suivirent bientôt cet exemple et obtinrent des résultats aussi heureux. Le premier de ces chirurgiens apporta une légère modification au procédé. Au moyen de trois serre-nœuds, il étreignit les trois portions de la langue, comprises dans les ligatures.

En 1829, Th. Harris essaya de retrancher la portion procidente de la langue de sa malade, à l'aide d'une seule anse de fil. « De quelque manière qu'il s'y prît, quelque force qu'il mît à serrer, il ne put parvenir à arrêter la circulation » et dut en désespoir de cause recourir à l'incision transversale.

Ce chirurgien aurait dû prévoir le résultat infructueux de la ligature avec une seule anse de fil. La langue de sa malade était très dure et sa circonférence mesurait six pouces et demi. Comment une seule anse de fil, embrassant une telle épaisseur de tissus, aurait-elle pu exercer sur les vaisseaux profondement situés une constriction suffisante pour en provoquer l'oblitération ?

En 1865, M. Bouisson eut recours également à la ligature. Il plaça quatre anses de fil, sur la langue, mais avant de les serrer, il soumit sa malade à l'action du chloroforme. Le lendemain de l'opération, la chaleur et la sensibilité de la partie antérieure à la ligature, étaient normales ; une piqûre faite avec une épingle près de la pointe de la langue, amena une goutte de sang. M. Bouisson dut avoir recours à de petits garrots, faits avec des fragments de crayon, pour resserrer chaque jour les anses de fil. Six jours après l'opération, il fit une ligature fortement serrée sur le pédicule et excisa, avec des ciseaux, la partie prête à se détacher. Cette dernière opération eut pour but de soustraire plus efficacement la malade, au danger possible de l'absorption des émanations putrides et de la sanie gangréneuse, résultant de l'ulcération occasionnée, par la présence des fils.

Dans ce cas, comme dans celui de Pierre Fine, on a dû resserrer les anses de fil, à diverses reprises, pour exercer une constriction suffisante à la mortification de la partie procidente de la langue. Ces manœuvres répétées, sont de nature à ennuyer les malades et à raviver leurs douleurs.

Aussi vaut-il mieux, à l'exemple de M. le professeur Gosselin, se servir de fils élastiques. Une fois posés, ces fils exercent une constriction continue et régulière, jusqu'au moment de la chute des parties sphacélées. Ils évitent donc l'intervention nouvelle et toujours pénible du chirurgien.

Enfin, en 1880, M. Gosselin a eu recours à la ligature. Nous publions, d'après Variot, l'histoire de cette opération et de ses conséquences.

« M. Gosselin, dit-il, se décida à faire sur la langue une application de fil élastique. Comme il n'était pas absolument fixé sur la part qu'il convenait de faire aux vaisseaux sanguins, dans la constitution de cette tumeur, il donna la préférence à cette méthode, qu'il regarde comme le plus sûr moyen de prévenir les hémorrhagies.

« L'enfant fut endormi au chloroforme et le fil fut placé (suivant le manuel opératoire employé par M. Gosselin, en pareil cas), sur le sillon qui sépare la portion procidente de la portion non procidente, quelques instants après l'application du fil élastique, M. Gosselin enleva au bistouri le fragment de la portion procidente qui a servi à nos recherches. Ce fragment a été mis tout de suite dans l'alcool absolu.

« Malgré la ligature, une légère hémorrhagie résulta de cette incision ; on dut avoir recours au thermo-cautère pour l'arrêter. Dans l'après-midi, l'enfant perdit encore un verre de sang environ.

« Les souffrances endurées par le petit malade à la suite de la constriction par le fil élastique, furent très vives ; pendant vingt-quatre heures, il ne cessa de crier ; ce n'est que le second jour qu'il put se reposer un peu. A partir de ce moment, la mortification de la partie ligaturée eut une évolution rapide. On dut faire des injections d'eau phéniquée et de chloral pour diminuer la mauvaise odeur qui s'exhalait. Pendant tout ce temps, malgré que la température se maintînt entre 39°,0 et 39°,5, l'enfant put être alimenté avec du lait et du vin. Le septième jour, chute du fil élastique et de la portion sphacélée de la langue. Pas d'hémorrhagie sérieuse après la chute du fil ; la langue n'étant plus maintenue par son contrepoids s'est un peu retirée et a laissé en arrière de l'arcade dentaire inférieure un petit espace au fond duquel on aperçoit la plaie un peu irrégulière.

A ce moment, la déglutition est devenue très difficile ; il faut porter le lait avec une petite cuillère presque dans l'arrière-bouche. La respiration n'est pas gênée ; le langage est devenu tout à fait inintelligible.

Neuf ou dix jours après l'opération, le moignon lingual se tuméfie rapidement, les joues et le plancher de la bouche sont également le siège d'un gonflement diffus, la respiration n'est pas difficile, mais la température s'élève, on craint un phlegmon du cou ; ces symptômes s'amendent en quelques jours, après des scarifications de la langue. En moins d'un mois, l'enfant put s'en retourner très amélioré ; il conserve seulement un gonflement sensible de la région sus-hyoïdienne.

Nous avons appris depuis qu'on lui aurait ouvert un abcès de la joue. Actuellement l'état de cet enfant est très satisfaisant. Le moignon lingual, un peu irrégulier, est bien cicatrisé et n'a plus de tendance à faire saillie entre les deux lèvres. Celles-ci sont presque toujours en contact, grâce à un appareil qui soulève légèrement le maxillaire inférieur. »

La ligature présente donc, comme nous venons de le voir, de nombreux inconvénients. Elle est lente dans son action, provoque des douleurs souvent atroces, détermine une suppuration abondante et fétide, capable d'amener l'intoxication putride, peut causer l'inflammation et le gonflement des parties voisines.

Aussi croyons-nous que ce procédé doive être abandonné. En tous cas, si on voulait l'utiliser à l'avenir, on devrait se servir de fils élastiques et multiplier les anses de fil ; on éviterait ainsi l'emploi de serre-nœuds et on obtiendrait une constriction plus régulière et une mortification plus rapide.

ÉCRASEMENT LINÉAIRE.

Ce procédé est une application à la diérèse des parties molles, de ligatures métalliques articulées, mises en mouvement par un mécanisme d'une grande puissance. Il présente de nombreux avantages qui ont engagé les chirurgiens à s'en servir, pour enlever la portion procidente de la langue dans les cas de mégaloglossie.

Dès 1857, Félix Isnard eut recours à l'écraseur linéaire de Chassaignac, pour enlever la partie saillante en dehors des lèvres, de la langue d'un enfant de 6 ans. Après avoir endormi son malade avec le chloroforme, Isnard procéda à l'écrasement, avec une lenteur suffisante pour en assurer l'action hémostatique. L'opération dura 65 minutes. Elle fut suivie d'une hémorrhagie peu abondante, par une artère ranine, dont la torsion fut faite avec succès. La malade guérit rapidement, sans accidents ultérieurs.

Peu de temps après, Ancelon (1) recourut au même moyen, chez une petite fille de deux ans, dont l'hypertrophie congénitale n'était pas très considérable. Il eut soin de tracer avec un fil, le sillon dans lequel il se proposait de placer la chaîne de l'écraseur. La section fut obtenue en 35 minutes, sans hémorrhagie grave.

En février 1864, Paget fit usage d'un procédé analogue, sur une petite fille de 3 ans. Les résultats définitifs furent également très avantageux.

Si dans tous ces cas, les opérateurs ont obtenu des succès remarquables, dans un autre, Pasturel n'a pas eu le même bonheur.

Après avoir opéré en trente minutes la section de la langue, à l'aide de l'écraseur linéaire, il vit se produire un suintement sanguin, qui prit en quelques instants, les proportions d'une hémorrhagie inquiétante. Les artères linguale et sublinguale donnaient en même temps que les capillaires ; rétractées dans les tissus, elles étaient tout à fait hors d'atteinte ; il fallut, pour arrêter la perte de sang, traverser la langue sur la ligne médiane, en arrière de la plaie, à l'aide d'une aiguille armée d'un fil métallique double, puis ramener à droite et à gauche les deux chefs de chaque fil et les tordre sur les côtés correspondants de la langue. La compression fut assez énergique pour faire

---

1. Cassaignac. — *Traité des opér. chirurg.* (Paris 1861, tom. II, p. 520).

cesser l'hémorrhagie et, dès le deuxième jour, on put détordre les fils pour prévenir tout étranglement.

Cet insuccès est dû probablement à la trop grande rapidité de la section de la langue. L'opération ne dura que trente minutes, tandis que Isnard avait mis soixante-cinq minutes à enlever une langue moins volumineuse. La différence des résultats peut donc être attribuée à la différence dans la rapidité de l'exécution. Chassaignac, du reste, recommande de procéder avec une lenteur telle que l'opération dure douze, vingt-quatre et trente-six heures, dans les cas où le développement vasculaire paraît énorme. Or, dans le cas de Pasturel, les vaisseaux devaient être dilatés, puisqu'on voyait leurs pulsations sur les côtés de la langue ; ce chirurgien aurait donc dû opérer beaucoup plus lentement. Il est vrai qu'il est difficile, pour un enfant, de pouvoir supporter pendant longtemps le poids d'un instrument aussi pesant que l'écraseur linéaire de Chassaignac.

CAUTÉRISATION.

Jusqu'à ce jour, on n'a pas eu recours aux cautères, pour enlever une portion de langue procidente, dans les cas de mégaloglossie ; on s'est servi seulement de fers, chauffés au rouge, pour arrêter des hémorrhagies consécutives à des incisions de la langue.

Peut être emploiera-t-on plus tard le cautère Paquelin, pour sectionner la langue dans les cas qui nous occupent. Cet instrument aurait l'avantage d'éviter des pertes de sang souvent abondantes. Il serait donc surtout utile chez les anémiques. Mais ce cautère met-il à l'abri de toute hémorrhagie ? Nous ne le croyons pas. L'expérience nous a appris, en effet, que les cautérisations au fer rouge ne suffisaient pas toujours, pour arrêter l'écoulement du sang. « Dans un cas d'amputation, faite par Velpeau », dit Bouisson, « le cautère actuel parut arrêter l'hémorrhagie immédiatement, mais à deux reprises différentes, l'écoulement sanguin se reproduisit et la mort de la malade en fut la conséquence. »

Nous ne parlons pas, à dessein, de la cautérisation en flèches (de pâte de Canquoin) proposée par Maisonneuve, en 1858. Ce procédé n'a pas été utilisé dans les cas de mégaloglossie. Il ne serait pas du reste sans danger pour les malades. Le chlorure de zinc, qui en est le principe actif, cautérise avec une certaine lenteur ; pendant que son action, difficile à limiter, se produirait, une partie de la substance à la fois caustique et toxique se mélangerait avec la salive. Il serait à craindre qu'elle ne fût avalée dans les mouvements involontaires de déglutition.

PARALLÈLE DES DIVERSES MÉTHODES D'AMPUTATION

DE LA LANGUE.

Nous avons vu, en étudiant l'anatomie pathologique, que souvent les vaisseaux sont dilatés, dans les cas de mégaloglossie. Le chirurgien ne doit pas l'oublier, lorsqu'il recherche le meilleur procédé d'amputation. Il doit également se souvenir qu'il n'est pas toujours facile de retrouver l'extrémité des artères linguales. Elle se cache. au milieu des tissus, par suite de la rétraction de ces vaisseaux. Comme l'opérateur doit la trouver pour la lier ou la tordre, s'il veut éviter une hémorrhagie, consécutive de quelques jours à l'amputation, il est obligé parfois de la chercher longtemps, au détriment des tissus ; cette nécessité est ennuyeuse pour le chirurgien et ses conséquences sont nuisibles au malade. Cependant, tous les opérateurs, qui ont eu recours au procédé de Boyer, ont fait facilement la ligature des artères. Ne serait-il pas téméraire de compter toujours sur un résultat aussi heureux ?

C'est pour ces raisons, que MM. Bouisson et Gosselin ont préféré la ligature à l'amputation par l'instrument tranchant.

Nous croyons qu'il est bon d'imiter leur sage prudence et d'avoir recours au procédé de Boyer, seulement dans les cas où l'on aura prévu l'absence de dilatation des vaisseaux et chez les malades d'une constitution robuste.

Doit-on, après avoir rejeté l'amputation par l'instrument tranchant, avoir recours à la ligature ou à l'écrasement linéaire?

Nous lisons dans le *Dictionnaire* de Jaccoud : tous les procédés d'ablation par la ligature lente et progressive sont « abandonnés aujourd'hui, en raison des nombreux inconvénients qu'ils offrent, entre autres, la lenteur de leur action, la douleur extrême qu'ils provoquent et par dessus tous, les dangers inévitables d'intoxication putride auxquels ils exposent les malheureux opérés. Les seuls avantages de la ligature lente sont de ne pas exposer à l'hémorrhagie. Mais aujourd'hui l'écrasement linéaire ou ligature extemporanée remplit tout aussi bien cette indication et présente une exécution imcomparablement plus rapide ; il est presque exclusivement adopté, par tous les chirurgiens modernes, depuis que son habile inventeur Chassaignac, l'a fait entrer dans la pratique. »

Les inconvénients de la ligature, dont parle Demarquay, auteur de cet article, sont bien réels ; on a pu s'en convaincre par la lecture des quelques-unes des observations que nous avons citées, et les conséquences fâcheuses, survenues chez la malade de M. Gosselin, cinq ans après la publication de ce passage, ne pouvaient pas mieux le confirmer.

Nous croyons, avec M. Demarquay que l'écrasement linéaire est bien le meilleur procédé opératoire. L'échec de Pasturel ne nous détourne pas de cette manière de voir, nous avons dit plus haut que son insuccès était probablement dû à sa précipitation ; il est facile de corriger ce défaut. En supposant même qu'une hémorrhagie nouvelle se produisît à l'avenir, à la suite de l'écrasement linéaire, on pourrait toujours y remédier soit à l'aide de fils métalliques, comme Pasturel, soit par la cautérisation au fer rouge.

TRAITEMENT DES ALTÉRATIONS VOISINES.

Si le tartre qui recouvre les dents ne provoque ni irritatation, ni ulcérations des parties voisines, il faudra, pour éviter des lésions de cette nature, le laisser en place, comme le recommande Sédillot, jusqu'au jour où l'on aura rendu un volume normal à la langue. Si au contraire il exerce une action nuisible sur les parties voisines, on doit l'enlever le plus tôt possible.

Une fois la portion procidente de la langue amputée et le tartre détaché des dents, il reste à redresser le maxillaire et à rendre à la lèvre sa contractilité. Ce double effet est réalisé par l'emploi d'un moyen très simple et consacré par des expériences nombreuses ; je veux parler du bandage en fronde dont l'application exacte raffermit et soutient la lèvre, en exerçant sur le maxillaire inférieur une salutaire compression. L'action de cet appareil est lente surtout quand les altérations sont d'origine ancienne, et la patience doit, dans cette circonstance, comme dans bien d'autres, être la première qualité du chirurgien.

M. Bouisson a voulu utiliser chez sa malade, son appareil pour maintenir les fractures du maxillaire inférieur. Mais l'écoulement incessant de la salive et de matières purulentes, dans le plein de cet appareil, nécessitant des lavages fréquents et par conséquent des applications souvent réitérées et difficiles à faire, l'obligèrent bientôt à y renoncer.

L'application du bandage en fronde doit être faite de manière à exercer une douce compression sur la lèvre et le maxillaire inférieur et tendre à ramener ces organes dans leur position normale. Parfois, l'irritation produite sur la lèvre inférieure par les dents déviées de leur direction, s'oppose à l'application de ce bandage ; il ne faut pas hésiter à les extraire.

Dans certains cas, on a cru que les grosses molaires empêchaient le rapprochement des arcades dentaires, et pour obvier à cet inconvénient, on a pratiqué leur avulsion. Mais on s'est aperçu trop tard que la véritable cause de cet intervalle était due à la torsion du maxillaire. Il suffit de signaler ces faits pour attirer l'attention des observateurs et les empêcher de se renouveler. Cependant, dans les cas de Delpech et de Harris, les grosses molaires déterminaient un véritable écartement ; l'extraction en fut nécessaire.

Enfin, malgré la compression exercée par le bandage en fronde, la lèvre inférieure peut rester gonflée. Si elle cause une véritable difformité, on peut y remédier soit par l'excision en V, à sommet inférieur, de la partie médiane de la lèvre, soit en enlevant une bandelette de la muqueuse, dont on rapproche ensuite les bords par des points de suture. Le premier procédé est préférable ; il diminue le renversement de la lèvre et l'étendue de son bord libre, notablement augmenté. Mais il faut bien se garder d'imiter la conduite de Mirault (d'Angers), c'est-à-dire d'avoir recours trop tôt à l'opération. Généralement, on obtient du temps plus que ne pourrait donner l'intervention chirurgicale. C'est ainsi que, nous dit M. Bouisson : « Chez ma malade la lèvre redressée s'est raffermie, a repris sa tonicité et a fini par clore la bouche, en lui restituant un certain agrément de forme.

Imprimerie A. DERENNE, Mayenne. — Paris, boulevard Saint-Michel, 52.

www.ingramcontent.com/pod-product-compliance
Ingram Content Group UK Ltd.
Pitfield, Milton Keynes, MK11 3LW, UK
UKHW022326070726
13614UKWH00002B/984